U0100081

高血脂 患者的

600⁺個生活 宜/忌

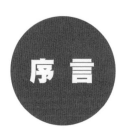

序言

　　據最新調查顯示，我國高血脂患者已高達 1.6 億人，其病發率呈逐年上升及年輕化的趨勢，患病人群數量已經超過高血壓人群。成年人的患病率為 18.6%，而老年高血脂已成為疾病致死的高發因素。

　　血脂是人體中一種重要物質，有許多非常重要的功能，但需要控制在合理的範圍內。如果血脂過多，就容易造成「血稠」，血脂在血管壁上沉積，逐漸形成小「斑塊」。這些「斑塊」不斷增多、增大，會逐漸堵塞血管，如果堵塞部位發生在心臟，就易引起冠心病；發生在腎臟，就易引起腎動脈硬化；發生在下肢，就易出現肢體壞死等。另外，高血脂還是引起高血壓、糖尿病的重要危險因素，並可誘發膽結石、胰腺炎、脂肪肝、肝硬化等疾病。

　　可見，高血脂會給人體健康帶來極大危害。同時，高血脂對身體的損害是一個緩慢的、逐漸加重的隱匿過程，很多高血脂患者在早期沒有明顯症狀，甚至有些人患病後，因沒有明顯不適，常常忽視治療。當出現明顯的頭暈、頭痛、胸悶、心慌等症狀時，血管壁上已經形成了「粥樣」硬塊。正是由於高血脂的這一特點，導致很多患者突發腦中風、心肌梗塞等危險。所以，我們平時就應引起重視，做好定期體檢，一旦發現高血脂，應及時治療和調養；如果經常出現頭暈、健忘、體力下降、睡眠不安、胸悶氣短等症狀，最好關注一下自己的血脂狀況。

當然，一旦患有高血脂也不必悲觀。因為高血脂雖然是一種高發疾病，但如果在早期得到重視，掌握科學的治療、調養方法，是完全可以控制病情的；一些非家族史患者經過一段時間的調脂治療後，甚至可以完全停藥。不過，真正令人擔憂的是，許多高血脂患者並不知道日常生活中該如何有效調養。

為此，我們特意編寫了《高血脂患者的 600 ⁺個生活宜忌》一書。全書從高血脂的基礎常識、飲食營養、運動保健、生活起居、日常工作、心理調適、診療用藥、併發症防治等方面出發，全面、詳細地介紹了高血脂患者應注意的問題。旨在幫助高血脂患者，在日常生活的一點一滴裡，最大限度地調節血脂、預防併發症的發生。

本書重點是立足於高血脂的日常保健，以「宜」與「忌」的方式闡述高血脂患者日常生活中哪些可以做、哪些不能做，通俗易懂，注重知識性、實用性和指導性，是高血脂患者不可缺少的健康指南。

其實，疾病並不可怕，重點是做到「三分治、七分養」。希望患有高血脂的朋友能認真閱讀本書，掌握健康生活的竅門，早日擺脫高血脂的困擾！

目　錄

第一章　有關高血脂認識的宜忌 / 17

第二章　高血脂患者飲食營養宜忌 / 32

第三章　高血脂患者運動康復宜忌 / 85

第四章　高血脂患者生活起居宜忌 / 108

第五章　高血脂患者日常工作宜忌 / 126

第六章　高血脂患者心理調養宜忌 / 144

第七章　高血脂患者診療用藥宜忌 / 158

第八章　高血脂併發症防治宜忌 / 179

第九章　高血脂不同人群調養宜忌 / 197

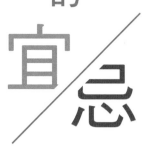

第一章

有關高血脂認識的

宜／忌

俗話說：「知己知彼，百戰不殆。」我們要想戰勝高血脂，首先應瞭解什麼是高血脂、哪些因素會導致高血脂、高血脂的易患人群有哪些、高血脂有什麼樣的臨床症狀等。只有瞭解了這些，我們才能有針對性地防治高血脂，將高血脂對身體的危害降到最低。

宜 知道什麼是血脂

血脂是血液中脂肪類物質的總稱，包括中性脂肪（甘油三酯和膽固醇）和類脂（磷脂、糖脂、固醇、類固醇）。血脂在維持人體正常生理活動中發揮著重要的作用。一般來說，血脂中的主要成分是甘油三酯和膽固醇，其中甘油三酯參與人體內能量代謝，而膽固醇則主要用於合成細胞膜、類固醇激素和膽汁酸。正常情況下，脂類在體內的吸收、消耗和轉化，會維持相對平衡，所以人體血脂含量可基本保持穩定。

宜 清楚人體正常血脂值

項目	說明	正常值
總膽固醇（TC）	指血清（漿）中游離膽固醇和膽固醇酯的總量	3~5.20mmol/L
甘油三酯（TG）	由甘油和脂肪酸所構成的酯	1.70mmol/L 以下
高密度脂蛋白（HDL）	為血清蛋白之一，是一種抗動脈粥樣硬化的血漿脂蛋白	1.04mmol/L 以上
低密度脂蛋白（LDL）	是判斷高脂血症、預防動脈粥樣硬化的重要指標	3.12mmol/L 以下

宜 瞭解血脂的代謝過程

肝臟是脂類代謝的重要場所，首先人體對脂類的吸收，必須依靠肝臟分泌的膽汁酸來乳化。腸道吸收後的脂肪酸進入肝臟中，在肝臟的作用下重新合成甘油三酯、膽固醇和磷脂，同時肝臟還能合成運輸脂肪的載脂蛋白，兩者結合形成脂蛋白進入血液循環，被其他組織利用或儲存。而脂質還可以在肝臟內分解、代謝為膽汁酸或氧化為二氧化碳和酮體。

宜 知道年齡影響血脂水平

年齡會影響血脂水平的變化，一般從出生到成年，膽固醇和甘油三酯含量增加 3~4 倍，1 歲以內增加最快。一些報告指出，20~50 歲仍呈規律性增加，但以後會呈下降的趨勢。調查資料表明，膽固醇和甘油三酯含量均隨年齡而增加，至 60 歲後開始下降。

宜/ 知道性別影響血脂水平

一般情況下，男性和女性體內的血清膽固醇和甘油三酯含量在 50 歲以前沒有明顯差異，只是高密度脂蛋白水平女性要明顯高於男性。但是在 50 歲以後高密度脂蛋白水平男性要高於女性，而女性體內的血清膽固醇和甘油三酯比男性要高。這説明同樣高的血清膽固醇水平，女性患冠心病的危險要低於男性，女性對膽固醇升高的耐受性比男性要好。甘油三酯對於女性來説很可能是冠心病最危險的因素，90% 甘油三酯升高的女性患者都可能有發生冠心病的危險。

宜/ 知道職業影響血脂水平

腦力勞動者的血清膽固醇和甘油三酯含量較體力勞動者高，而高密度脂蛋白水平則明顯降低；城市居民的血清膽固醇和甘油三酯含量又高於農民。所以説，不同職業的人群血清脂質和脂蛋白水平不相同，腦力勞動者或運動量較少的人群，應注意防範高血脂的發生。

宜/ 瞭解什麼是膽固醇

膽固醇是一種白色的晶體，廣泛存在於大腦、脊髓、神經系統和肌肉組織中，主要用於合成細胞膜、類固醇激素和膽汁酸。膽固醇一部分來源於飲食，一部分來源於肝臟合成，它不能獨自在血液中運行，必須與蛋白質分子結合成脂蛋白微粒，才能在血液中運行。膽固醇在血液中主要以兩種形式存在，分別是低密度脂蛋白和高密度脂蛋白。

宜/ 知道什麼是總膽固醇

總膽固醇是指血液中所有脂蛋白所含膽固醇的總和，包括游離膽固醇和膽固醇酯。人體的總膽固醇水平主要取決於遺傳和生活方式兩個方面。總膽固醇是人體組織細胞不可或缺的重要物質，在人體生命活動中起著非常重要的作用。如果總膽固醇偏低，勢必會影響人體的健康發育，降低人體的免疫力；如果總膽固醇偏高，則可能會引起高脂血症或肝膽疾病。

宜 清楚膽固醇的生理作用

❻ 形成膽汁酸：膽固醇是組成膽汁酸的主要成分，膽汁酸又是膽汁的主要成分。膽汁參與人體消化過程後，有 5%~15% 的膽汁會隨糞便排出體外，這部分膽汁就需要肝臟重新生成。

❻ 構成細胞膜：膽固醇是構成細胞膜的重要成分，細胞的生長、分裂、更新等一系列生理活動都需要它的參與才能順利進行。如果沒有膽固醇，細胞就無法維持正常的生理功能。

❻ 合成激素：膽固醇是合成體內多種物質的原料，如皮質醇、醛固酮、睾酮、雌二醇以及維他命D。如果身體裡缺少了膽固醇，這些物質的合成就會出現障礙，進而導致生理活動失常。

宜 分清「好膽固醇」和「壞膽固醇」

膽固醇分為高密度膽固醇和低密度膽固醇，高密度膽固醇能保護心血管，故被稱為「好膽固醇」。而低密度膽固醇過高，會在血管壁上沉積，形成小斑塊，這些「斑塊」不斷積聚，容易堵塞血管，使血流速度減慢，容易誘發冠心病、動脈粥樣硬化等疾病，故被稱為「壞膽固醇」。

宜 明白膽固醇升高的原因

當發生阻塞性黃疸時，由於膽汁排出受阻，血中的脂蛋白-X和肝內膽固醇合成亢進，導致游離型膽固醇增加，引起總膽固醇升高。另外，如果進食過多的高膽固醇食物，如心、肝等動物內臟，也會引起總膽固醇偏高。

宜 知道什麼是甘油三酯

甘油三酯是由三分子脂肪酸與一分子甘油結合而成的脂肪分子，是人體脂肪的成分。甘油三酯一方面來源於食物中脂肪的分解，一方面來源於肝細胞內葡萄糖轉化。甘油三酯是人體脂肪酸的儲藏庫，當身體需要時會發生分解，在短時間內為生命活動提供能量。

宜/　清楚甘油三酯的生理作用

- 提供能量：從甘油三酯中分解出的脂肪酸，能迅速為生命活動提供能量，大部分組織均可以利用甘油三酯分解產物供給能量，甘油三酯在維持人體生命活動過程中起著重要作用。
- 保持體溫：甘油三酯是人體脂肪的成分，人體的皮下、內臟器官周圍都有脂肪組織的分佈，能防止體內熱量散失，從而保持體溫。
- 保護機體：身體的脂肪組織能在身體受到外界撞擊時起到緩衝作用，可保護肌肉和內臟器官。

宜/　明白甘油三酯升高的原因

甘油三酯升高通常會表現為高脂血症，原因分為原發性和繼發性兩種。原發性甘油三酯偏高多是遺傳因素導致的，病因尚不明確。繼發性甘油三酯偏高可繼發於疾病，如糖尿病、腎病綜合症、甲狀腺功能減退等疾病導致脂肪代謝異常；一些不良的生活習慣，如吸煙、飲酒也可引起甘油三酯升高。

宜/　知道什麼是脂蛋白

血液中的脂肪是不溶於水的，它們必須與一類特殊的蛋白質結合，形成易溶於水的複合物，這種複合物就叫作脂蛋白。可以説，脂蛋白就是血脂在血液中存在、轉運和代謝的形式，通過檢查脂蛋白也可以瞭解血脂的特性和功能。根據密度不同，可將脂蛋白分為高密度脂蛋白、低密度脂蛋白、極低密度脂蛋白和乳糜顆粒。

宜/　清楚脂蛋白的生理作用

血漿中的可溶性脂蛋白能幫助血液中的脂質運輸，脂蛋白的脂質能與細胞膜上的組成成分進行互換，可參與調節細胞脂質的代謝。另外，高密度脂蛋白可以將血液中的膽固醇轉運到肝臟中，再由肝臟進行代謝，從而能保護心血管；而低密度脂蛋白會攜帶膽固醇沉積在動脈壁上，容易引發動脈粥樣硬化。

宜 瞭解什麼是高血脂

高血脂又叫高脂血症，它是指人體內的脂肪代謝異常引起血液中血脂升高，或者血脂水平的變化超出了正常範圍。臨床上，血清總膽固醇、甘油三酯或低密度脂蛋白膽固醇等一項或多項水平過高，或者血清高密度脂蛋白膽固醇水平過低，都屬血脂異常。事實上，以血清低密度脂蛋白膽固醇取代血清總膽固醇水平，只能粗略地反映所有脂蛋白的總體水平。

宜 知道什麼是原發性高脂血症

原發性高脂血症是指脂質和脂蛋白代謝有先天性缺陷以及由某些環境因素通過各種機制所引起的。目前認為它與遺傳和環境兩大因素有關。明顯的血脂異常多由遺傳因素所致，而輕度、中度血脂異常多由環境因素所致，最常見的原因是經常攝入高飽和脂肪酸和高膽固醇的食物，尤其是長期攝入動物脂肪。

宜 知道什麼是繼發性高脂血症

繼發性高脂血症，是指由於某些全身性疾病或藥物所引起的血脂異常，臨床上引起血漿脂蛋白代謝紊亂的疾病常見的有糖尿病、甲狀腺疾病和腎臟疾病。引起藥物性高脂血症的藥物有：利尿劑（在各種利尿劑中，以噻嗪類升高膽固醇的作用最明顯）、避孕藥、胺碘酮、糖皮質激素、促腎上腺皮質激素、苯妥英鈉、氯丙嗪等。

宜 瞭解哪些疾病易誘發高血脂

- 肥胖症：肥胖症是導致血液甘油三酯升高的最常見原因，一些肥胖症患者的血液膽固醇含量也有所增高。
- 糖尿病：糖尿病患者容易患上高血脂，而非胰島素依賴性患者患高血脂的概率更大，這是因為人體的糖代謝紊亂極易引發脂蛋白代謝紊亂。
- 肝　病：肝臟是加工、生產、分解、排泄脂質和脂蛋白的場所，如果肝臟發生疾病，那麼勢必會導致脂質和脂蛋白代謝異常，造成低密度脂蛋白和血脂含量升高。

宜　瞭解遺傳因素易引發高血脂

遺傳可以通過多種機制引發高血脂,相關調查顯示,遺傳父母肥胖的子女在成年後患上高血脂的概率遠遠高於沒有遺傳的人群。另外,基因缺陷,如脂蛋白脂肪酶的缺陷或缺乏、細胞表面脂蛋白受體缺陷等,也會通過影響血脂的代謝過程而引發高血脂。

宜　瞭解飲食不當易引發高血脂

長期大量食用動物類脂肪和高膽固醇食物（如蛋黃、魚卵、動物內臟）會導致罹患高膽固醇血症;長期過量食用糖類食物會嚴重影響胰島素的分泌,加速低密度脂蛋白的形成,易引發高甘油三酯血症。另外,過度吸煙、飲酒也會誘發高血脂。

宜　瞭解高脂血症的分類

臨床上將高脂血症分為四類。

🍖 高膽固醇血症:血清中總膽固醇含量升高,而甘油三酯含量正常。

🍖 高甘油三酯血症:血清中甘油三酯含量增高,而總膽固醇含量正常。

🍖 混合型高脂血症:血清總膽固醇和甘油三酯含量均增高。

🍖 低高密度脂蛋白血症:血清高密度脂蛋白膽固醇含量降低,這種高血脂可單獨存在,
　　也可伴高膽固醇血症,或伴高甘油三酯血症。

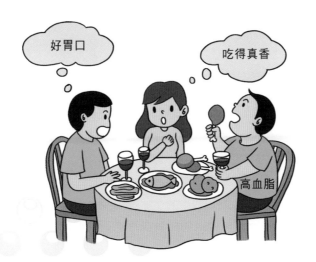

宜 清楚高血脂與高血壓的關係

高血脂與高血壓之間的關係，主要體現在高血脂發生後對高血壓所產生的負面作用。
首先，高血脂可誘發高血壓。高血脂發生後會使血液中的低密度脂蛋白、膽固醇等脂
類物質在血管壁上沉積，並形成斑塊。而血管壁上沉積的斑塊越多，人體血管就會變
得愈發狹窄，而無論是血管壁堵塞，還是血管管腔狹窄，都可誘發高血壓。

其次，高血脂還會加重高血壓患者的病情。高血壓患者體內往往存在血管內壁受損的
問題，因而，如果發生高血脂，造成脂類物質沉積於血管壁，則會加重高血壓患者的
病情。而且高血脂發生後，又可誘發血栓、心肌梗塞、腦梗塞等病變，導致高血壓的
進一步惡化。

此外，高血壓和高血脂的合併發生，可誘發動脈粥樣硬化、冠心病等多種疾病。

宜 清楚高血脂與高血糖的關係

高血脂和高血糖是相互促進的關係，臨床上發現，糖尿病和高血脂往往會同時出現，
因此人們通常把糖尿病和高血脂稱為「姐妹病」。

一方面，糖尿病容易繼發為高血脂，據統計，約有 40% 的糖尿病患者伴有脂質代謝
紊亂。由於糖尿病患者體內胰島素分泌不足，體內酯酶活潑性降低，容易導致血脂升
高。糖尿病患者不僅糖代謝紊亂，還伴有脂肪、蛋白質的紊亂，會使血液中游離脂肪
酸和甘油三酯的濃度升高。

另一方面，肥胖高血脂患者，體內的糖分和脂質含量較多，而胰島素受體相對減少，
從而產生胰島素抵抗，也易誘發糖尿病。

此外，兩者都會對血管造成傷害，高血脂合併高血糖更易引起心、腦血管的併發症。

宜 瞭解高脂蛋白血症

高脂蛋白血症是常見的醫用名詞。高脂蛋白血症是指血漿中脂蛋白過量，所有的脂蛋
白中都含有脂質，血脂就是以脂蛋白的形式存在於血液中的，所以脂蛋白過量，那麼
也就表示血漿中的膽固醇和甘油三酯水平較高。

那麼，高脂蛋白血症和高脂血症是一回事嗎？這兩者看似是兩種不同的概念，其實本
質是相同的，只是診斷方法不同，但高脂蛋白血症更能反映血脂代謝紊亂的本質。

宜/ 瞭解高血脂的三級預防

高血脂一級預防是針對高血脂的易患人群設定的，目的在於幫人們糾正造成高血脂的危險因素；二級預防是針對輕、中度高血脂患者設定的，目的在於督促患者積極治療，以預防併發症的發生；三級預防是針對已經患上了併發症的高血脂患者設定的，目的在於幫助這些患者及時控制病情發展，使病情得以穩定。

宜/ 知道一級預防的內容

高血脂的一級預防主要包括以下內容。

- ❻ 高危人群要注意自我保健。高危人群包括：中老年男性，絕經後的婦女，有高脂血症、冠心病、腦血管病家族史的健康人，各種黃色瘤患者以及超重或肥胖者。
- ❻ 高危人群需定期進行健康體檢。
- ❻ 積極治療可引起高脂血症的疾病，如腎病綜合症、糖尿病、肝膽疾病、甲狀腺功能減退等。

宜/ 知道二級預防的內容

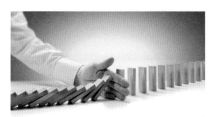

高血脂的二級預防主要包括以下內容。

- ❻ 高血脂患者要戒煙限酒。
- ❻ 高血脂患者要積極進行飲食調理。
- ❻ 高血脂患者要加強體育鍛煉。
- ❻ 高血脂患者要在醫生的指導下積極進行藥物治療。

宜/ 知道三級預防的內容

高血脂的三級預防主要包括以下內容。

- ❻ 積極學習並實行高血脂的治療保健常識，通過藥物、運動、飲食、自我監測等綜合療法，將血脂的各項指標長期控制在正常的範圍內。
- ❻ 高血脂患者要定期監測血脂，檢查肝臟、腎臟、心血管等部位的健康狀況，並及時進行有效的治療。
- ❻ 在醫生的指導下積極預防和治療冠心病、胰腺炎、腦血管病等併發症。

忌 忽視高血脂的危害

一些高血脂患者被確診患有高血脂後，感覺自己身體沒有什麼不適，並認為高血脂不會給生活帶來較強的困擾，於是忽視降脂治療。高血脂本身並不可怕，可怕的是由高血脂引發的併發症，其對身體危害很大。有大量資料表明，高脂血症容易引發中風、冠心病、心肌梗塞、猝死等併發症，會給生命帶來威脅。因此，高血脂患者應高度重視高血脂的危害。

忌 忽視高血脂對血管的影響

高血脂對人體最直接的危害便是冠狀動脈，大量脂質蛋白在血漿中沉積和移動，不僅會降低血液的流動速度，還會通過氧化作用酸敗後沉積在動脈血管內皮上，並長期黏附於血管壁，會極大地損害動脈血管內皮組織，長期保持這種狀況可能造成動脈粥樣硬化。動脈粥樣硬化是誘發多種心腦血管疾病的主要原因之一，對人體健康傷害很大。

忌 忽視高血脂對心臟的影響

高血脂會危害心臟的健康。長期高血脂形成動脈粥樣硬化後，冠狀動脈的血管腔內會變窄，血流量也會變小，心肌注血量減少，進而易造成心肌缺血，導致心絞痛，形成冠心病。簡單解釋就是心肌缺血，正常的血液流通不能進行，心臟就會抗議，引起心臟疼痛。

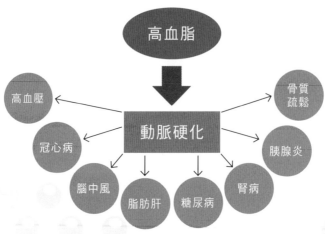

忌 忽視高血脂對肝臟的影響

高血脂會危害肝臟的健康。患者由於營養過剩，會導致肝臟脂肪代謝功能發生障礙，肝細胞內堆積脂肪、膽固醇、甘油三酯或磷脂，引起脂肪肝。如果肝動脈粥樣硬化後受損，還可能導致結構發生改變，引發肝硬化。

忌 忽視高血脂對大腦的影響

高血脂對大腦也會有影響。如果血脂沉積在腦血管，使腦血管發生硬化，硬化後內皮受損，導致破裂，易形成出血性腦中風。另外，血脂沉積在腦血管，還容易導致腦血栓和腦栓塞，對人體健康危害極大，因此高血脂患者平時要做好降脂工作，防止血脂過高，損害大腦。

忌 忽視高血脂對腎臟的影響

臨床上發現，幾乎所有的慢性腎臟疾病中，都有高血脂的身影。過高的血脂會在腎臟中沉積，會損傷腎臟的健康，嚴重的還可能導致腎衰竭。如果形成的動脈粥樣硬化發生於腎動脈，就會影響腎臟的血液供應，易引發腎動脈粥樣硬化、腎衰竭。如果高血脂使血液處於高凝狀態，則易形成腎動脈栓塞、狹窄，極大地危害人體健康。

忌 忽視高血脂對胰腺的影響

高血脂對胰腺會產生不良影響。當乳糜微粒和極低密度脂蛋白水解後釋放的大量游離脂肪酸，以及毛細血管床釋放的溶血卵磷脂，超過了白蛋白所能結合的數量，會引起胰腺細胞溶化，產生化學性胰腺炎。另外，由高血脂形成的血栓如果堵塞胰腺的微血管，則會引發急性胰腺炎。

忌 忽視高血脂對骨骼的影響

高血脂患者需要注意，持續的高血脂會損害骨骼。因為高血脂患者的血漿中存在大量的脂質蛋白，這些物質容易發生氧化酸敗，使人體體液的 pH 值呈弱酸性，不僅容易使機體受到細菌病毒的侵襲，還會促進骨質鈣的分解游離，引發骨質疏鬆。

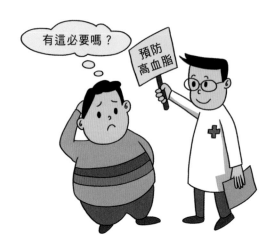

忌 忽視黃色瘤

高血脂患者如果體內有大量的膽固醇沉積，就會被細胞吞噬形成黃色瘤。這種黃色瘤通常會出現在中老年身上，尤其是肥胖女性患者更為多見。黃色瘤往往首先會出現在眼瞼上，呈米粒般大小，邊緣不規則，隨後會慢慢擴大。黃色瘤還有可能出現在眼睛周圍、手肘、腳後跟、臀部等部位。黃色瘤是高脂血症的報警信號，因此如果你的皮膚上出現黃色瘤，一定要查血脂。

忌 忽視頭昏腦脹

如果血液中的血脂偏高，就會導致血液流速下降，容易引起大腦組織缺血或缺氧，出現頭昏腦脹、健忘、犯困等症狀。而此時，心臟會代償性地增加收縮，人稍微劇烈活動，還會加重心臟負擔，從而使人產生疲勞感，總感覺精力不足。因此，如果平時有頭昏腦脹、身體乏困的症狀，要警惕高血脂。

忌 忽視腿抽筋發麻

如果膽固醇過高，無法代謝出去，就可能沉積在肌肉組織中，刺激肌肉收縮，從而導致抽筋現象。另外，血脂沉積在血管壁上，使血管變窄，還會導致局部供血不足，血液循環不暢，出現抽筋、疼痛等不適。因此，如果你經常感覺腿抽筋、小腿發麻、發涼或腿部沉重、疲勞，即使補鈣後也無明顯改善，最好檢查一下是不是血脂升高導致的。

忌 忽視視力減退

視力減退也是血脂升高的信號，當血液黏稠，流速減慢時，會使視神經或視網膜出現暫時缺血或缺氧，導致視力下降。另外，高血脂也是引起視網膜血栓形成的最常見原因。高血脂嚴重時，血液中含有甘油三酯的脂蛋白還可從毛細血管中漏出，如果侵襲黃斑，則會嚴重影響視力。因此，如果出現了視力減退，最好去醫院做個檢查。

忌 忽視聽力下降

大多數老年人都會出現不同程度的聽力下降，這是正常的生理功能衰退，是不可避免的。但並不是所有的聽力下降，都是生理性衰退，聽力下降也是高血脂的信號之一。過高的血脂如果在內耳沉積，導致過氧化脂增多，就會損傷內耳毛細胞，導致血管萎縮，影響聽力。另外，若高血脂導致內耳動脈發生動脈粥樣硬化，造成內耳微循環障礙，則會出現耳鳴或聽力卜降。所以，如果出現聽力障礙、耳鳴等症狀，就要警惕是高血脂在作怪。

忌 忽視角膜老年環

角膜老年環是指眼睛角膜的邊沿部位出現了一圈灰白色或白色的環，寬約 1~2 毫米，會隨著年齡的增長而加寬。角膜老年環跟血脂代謝異常有著密切的關係，有數據顯示，出現角膜老年環的人，其體內總膽固醇水平高於正常人水平的概率增加了60%。角膜營養來自於角膜邊緣的血管網和眼內的房水，當血管網和房水內的脂類物質過多時，就會在角膜組織內沉積，慢慢形成角膜環。

忌 忽視食慾不振

高血脂會引起肝臟的脂肪功能發生障礙，使大量的脂肪、膽固醇、甘油三酯等物質堆積在肝臟內，引發脂肪肝，使肝臟發生腫大，嚴重時會在一定程度上出現食慾不振等症狀。因此，若連續幾天出現食慾不振，且調節腸胃沒有好轉時，最好到醫院去查查血脂。

有家族病史者 / 忌 忽視預防高血脂

家族遺傳高脂血症在醫學上叫作家族性高膽固醇血症，這是一種常染色體顯性遺傳疾病，是脂質代謝疾病中最為嚴重的一種。它會使血液中的低密度脂蛋白膽固醇極度升高，是引發動脈粥樣硬化、心肌梗塞、中風等疾病的危險因素。比較嚴重的家族性高膽固醇血症會發生在兒童或青少年身上，出現肌腱黃色瘤、關節變形，還可能因心臟功能衰竭而發生死亡。因此，有家族病史者最好在兒時就積極預防高血脂，並且要儘量避免與同樣病史者結婚。

精神緊張者 / 忌 忽視預防高血脂

有相關研究表明，情緒緊張會直接影響人體的血脂代謝。當人處於緊張、生氣、悲傷等不良情緒中時，人體兒茶酚胺的分泌量增加，游離脂肪酸增多，會導致血液中血清膽固醇和甘油三酯的水平升高。而當情緒抑鬱時，會導致體內的高密度脂蛋白膽固醇降低，易引發動脈粥樣硬化。所以，長期精神緊張者應在日常生活中預防高血脂。

體形肥胖者 / 忌 忽視預防高血脂

人體脂肪的含量和機體動用脂肪庫的情況，會在一定程度上反映出人體脂肪代謝的情況。體形肥胖者正是體內過多脂肪堆積所致，因而肥胖者患高血脂的可能性要高於正常體形的人群。如果體形肥胖者不注意預防高血脂，任由脂肪堆積，則容易引起脂肪代謝紊亂，從而誘發高血脂。

中老年人 / 忌 忽視預防高血脂

有相關資料顯示，人體總膽固醇和甘油三酯的水平會隨著年齡的增長而上升，老年人患高血脂的可能性要遠遠高於青年人。因為隨著年齡的增長，人體的各項生理功能逐漸衰退，人體脂質代謝能力逐漸降低，從而導致體內血脂含量升高。因此，中老年人忌忽視預防高血脂，日常生活中可通過清淡飲食、適量運動來預防高血脂的發生。

高糖飲食者 / 忌 忽視預防高血脂

很多高糖飲食者也是高血脂的高發人群，如果常常攝入過多的糖類，這些糖類就會在

肝臟中轉化為脂肪堆積起來，所以高糖飲食者往往體形肥胖。另外，高糖飲食者的血糖也會相應較高，容易引起胰島素分泌紊亂，容易引發高血糖和高血壓，而這兩種疾病是引發高血脂的常見病因。因此，高糖飲食者忌忽視預防高血脂。

女性絕經後 忌 忽視預防高血脂

絕經後婦女容易發生脂質代謝異常與體內雌激素的減少密切相關。雌激素是天然的血管保護劑，能避免脂質堆積，還能促進肝臟代謝低密度脂蛋白膽固醇，促進高密度脂蛋白膽固醇的合成。女性絕經後，體內的雌激素迅速降低，是女性高血脂和心腦血管疾病的高發時期。因此，女性在絕經後宜適當補充雌激素，切忌忽視預防高血脂。

久坐不動者 忌 忽視預防高血脂

現代人的活動量減少，尤其是白領工作者，常常久坐不動，這樣攝入的過多能量就會以脂肪的形式儲存在體內，容易導致血脂升高。所以，高血脂常常青睞久坐不動的人群。而適量的運動，可提高胰蛋白酶的活性，改善血脂的構成，並促進機體進行脂質代謝，使體內多餘的脂質排出體外。

忌 以為血脂降得越低越好

既然血脂高了會誘發那麼多威脅生命的疾病，那麼是不是血脂降得越低越好呢？國外有研究發現，血脂降得過低會增加人體罹患腫瘤的風險。另外，血脂太低必然會導致身體裡的膽固醇和甘油三酯不足，它們都是人體必需的營養素，起著重要的生理作用，一旦不足就會嚴重影響人體的正常生理活動。可見，只有將血脂維持在理想水平才有利於健康。

忌 認為年輕人無須檢查血脂

一些人認為高血脂是老年人的專利，年輕人不會患上高血脂，於是在生活中忽視高血脂的預防和檢查，這樣是錯誤的。現在一些年輕人有不好的生活習慣，如飲食不加節制、加班熬夜、吸煙酗酒等，加上精神壓力過大等，這些都是引發高血脂的危險因素。加之高血脂早期症狀不明顯，很多年輕人沒有及時檢查，也沒有調整生活方式，往往在發現患有高血脂時，症狀已經比較嚴重了。

第二章

高血脂患者飲食營養

宜／忌

不良飲食習慣是誘發高血脂的重要因素。醫學專家指出,減少高脂肪、高糖、高膽固醇食物的攝入,是控制血脂異常升高的有效手段。那麼,對於高血脂患者而言,哪些食物不宜吃?哪些食物則宜適當多吃呢?

宜 均衡膳食調節血脂

均衡膳食對於降低血脂非常重要。高血脂患者一日三餐應做到葷素搭配、粗細搭配，不同食物提供不同營養素，偏愛某一類食物，輕則會導致一些必需營養素的缺乏，出現營養不良等，重則會引發多種病變。蛋白質、脂肪、碳水化合物、維他命、礦物質和水是人體不可或缺的營養素，它們各司其職，共同守護著人體健康。

宜 合理控制熱量攝入

熱量過剩對於健康來說是一枚隱性炸彈，我們身體所需的熱量主要由碳水化合物和脂肪提供，碳水化合物是人體最重要的供能營養素，過量的碳水化合物不僅可以轉變成脂肪堆積在體內，造成肥胖進而導致血脂升高，還可以直接轉變為甘油三酯影響血脂。因此，日常飲食中應注意適量控制碳水化合物的攝入。

宜 選擇科學的烹飪方式

煎、炸、炒的烹飪方式不僅會在烹飪過程中產生大量的致癌物質，造成營養物質的過量損失，還需要使用大量的食用油，過量的油脂對於高血脂患者來說會加重病情，並且導致多種併發症。健康的烹調方法，如蒸、煮、煲、燉，不僅可以最大限度地保存食物的營養素，還可以減少食用油的使用量，有助於高血脂患者降低血脂。

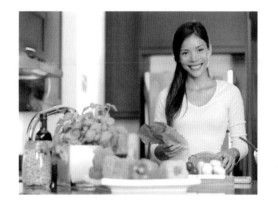

高血脂患者 宜 控制飯量

我們知道血脂中的甘油三酯一大部分來源於食物中的脂肪，血液中的膽固醇有 20% 也來源於食物，減少飽和脂肪酸和膽固醇的攝入，能在一定程度上起到降脂的作用。另外，一次性食用過多的主食，也會在體內轉化為脂肪，導致血脂升高。因此，高血脂患者不宜一次性進食過多的食物。

高血脂患者 宜 飯前飲湯

人們常常喜歡在飯後喝湯,認為這樣可以幫助食物更好地消化,其實不然,飯後喝湯容易沖淡胃液,還會導致人體熱量攝入過多,不利於控制血脂。飯前喝湯,不僅能促進消化液的分泌,而且喝湯後容易讓人產生飽腹感,會減少飲食的攝入。因此,高血脂患者宜養成飯前喝湯的習慣。

高血脂患者 宜 細嚼慢嚥

有實驗觀察發現,同樣多的食物,正常人需要 13~16 分鐘才能吃完,而大多數男性高血脂患者僅用 8~10 分鐘就可以吃完。食物進入人體內,經過一系列的生理過程,會使血糖升高,當血糖含量達到一定水平時,腸胃就會向大腦發出終止進食的信號。而快速進食者,在大腦發出信號前,已經攝入了超出身體所需的食物,這些食物不能及時被消化、代謝出去,就會導致血脂急劇升高。因此,高血脂患者想要控制血脂,就要減慢進食速度,吃飯時做到細嚼慢嚥。

高血脂患者 宜 採用分食法

人體消化蛋白質和澱粉所需的時間和消化酶的種類不同,如果一起進食,消化率較低,會耗費較多的時間。如果在下次進餐前,仍未完成消化過程,那麼之後攝入的食物就會轉變成脂肪,就容易導致血液中血脂升高。所以,高血脂患者宜將蛋白質和澱粉分開食用,即分食法,如在攝入蛋白質時,不吃麵包、馬鈴薯等澱粉食物。

宜 控制脂肪的攝入

脂肪是人體熱量的主要來源,如果攝入過多的脂肪,過剩的熱量不能完全消耗掉,就會儲存在體內。這類食物含有的飽和脂肪酸過多,脂肪容易沉積在血管壁上,會增加血液的黏稠度,容易引發高血脂和動脈硬化等疾病。因此,平時應減少動物性脂肪的攝入,如豬油、豬肉、牛油、肥羊肉等。

宜／控制膽固醇的攝入

膽固醇是人體必不可少的物質，但攝入過多會導致血清膽固醇含量升高，容易引起高膽固醇血症。一般認為健康成人和不伴有冠心病或其他動脈粥樣硬化病的高膽固醇血症患者，每天膽固醇的攝入量應低於 300 毫克，而伴有冠心病或其他動脈粥樣硬化的高膽固醇血症患者，每天膽固醇的攝入量應低於 180 毫克。

宜／控制碳水化合物的攝入

碳水化合物能為身體活動提供大部分能量，飲食中碳水化合物的主要來源是大米、麵條等主食。如果飯量過大，攝入的碳水化合物超過人體所需，就會引起血糖升高，合成甘油三酯較多，容易導致血液中甘油三酯含量升高。因此，高血脂患者平時應限制飯量，並注意粗細搭配，有利於控制甘油三酯的水平。

高血脂患者 宜／食用植物固醇

研究發現，植物固醇可在腸道內與膽固醇競爭，減少膽固醇的吸收，從而有效降低血液中低密度脂蛋白膽固醇含量。這是由於植物固醇可代替膽固醇與膽汁酸結合，並被小腸吸收，而沒有被吸收的膽固醇就會隨糞便排出體外。植物固醇主要存在於蔬菜、水果、植物油、堅果等食物中，主要成分是 β - 穀固醇、豆甾醇和菜油甾醇。

宜／適當補充膳食纖維

膳食纖維不僅是「腸道清道夫」，能促進食物消化，預防便秘，並排出有害物質，還能控制膽固醇的消化和排泄速度，使血液中的血糖和膽固醇控制在理想水平，具有降低膽固醇和血糖的作用。膳食纖維主要來源於穀物、蔬菜和水果，這些食物中不僅含有可以降低膽固醇的膳食纖維，還含有豐富多樣的維他命和礦物質，能幫助人體有效降低血液膽固醇、抑制血小板凝聚、保持血管通暢和彈性。

宜 適當補充 β - 胡蘿蔔素

β - 胡蘿蔔素是強效抗氧化劑，可防止動脈血管中的低密度脂蛋白被自由基氧化變質，沉積在血管壁上，形成動脈粥樣硬化。因此，高血脂患者平時宜多補充 β - 胡蘿蔔素，不僅具有降脂、預防動脈粥樣硬化的作用，還能延緩血管和人體老化。富含 β - 胡蘿蔔素的食物有紅蘿蔔、番茄、木瓜、芒果、南瓜、番薯等。

宜 適當補充維他命 B_1

維他命 B_1 在調節人體內糖代謝的過程中起著十分重要的作用，如果體內缺乏維他命 B_1，就會導致糖代謝的中間產物在血液中不斷積聚，會影響心肌的代謝功能，易引起糖代謝紊亂，進而會加重高血脂患者的脂肪代謝紊亂，使血脂升高。因此，高血脂患者平時宜適當補充維他命 B_1，維他命 B_1 廣泛存在於眾多天然食物中，如豆類、糧食類、堅果等。

宜 適當補充維他命 B_2

維他命 B_2 是體內黃酶類輔基的重要組成部分，會參與機體的生物氧化還原反應和能量代謝，關係到體內碳水化合物、蛋白質和脂肪的代謝過程。當體內缺乏維他命 B_2 時，就會影響生物氧化，使代謝發生障礙。另外，維他命 B_2 還能強化肝臟功能。富含維他命 B_2 的食物有新鮮蔬菜、水果、牛奶、堅果類。

宜 適當補充維他命 B_6

維他命 B_6 是人體內許多重要的酶系統中的輔酶，可參與大量物質的代謝，是人體代謝系統必不可少的物質。研究發現，在維他命 B_6 的參與下，機體可將亞油酸轉變為有益於人體健康的多不飽和脂肪酸——花生四烯酸。花生四烯酸能保護肝細胞、調節免疫功能、抑制血液凝固，但過量時反而會促進血液凝固。富含維他命 B_6 的食物有稻糠、麥麩、燕麥、花生等。

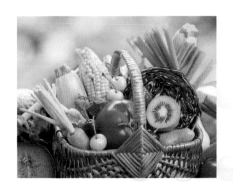

宜/ 適當補充維他命 C

研究發現，維他命 C 可參與血管壁的主要成分（膠原和酸性多糖）的合成。如果體內缺乏維他命 C，會增加血管壁的脆性和通透性，易引起血管病變。另外，維他命 C 可參與膽固醇的代謝，防止膽固醇在體內堆積。多吃新鮮的蔬菜和水果能避免維他命 C 缺乏。

宜/ 適當補充維他命 E

維他命 E 是脂溶性維他命，是體內強效的抗氧化劑，它不僅能中和血液中的膽固醇，降低膽固醇的濃度，還能避免低密度脂蛋白氧化變質，從而可有效防止動脈粥樣硬化的發生。因此，高血脂患者宜適當補充維他命 E，多吃萵筍、油菜、椰菜花、粟米等富含維他命 E 的食物。但需要注意的是，在烹飪過程中溫度不宜過高，以免導致維他命 E 流失。

宜/ 適當補充鈣元素

鈣是優良的血液稀釋劑，在降血壓、降血脂、防止血栓形成方面有顯著功效，經常食用富含鈣質的食物可以有效預防高血壓、高血脂。高血脂患者食用含鈣豐富的食物既可以降低血液中膽固醇的含量，還能減少高血壓的發生危險。因此，高血脂患者宜適當補鈣，富含鈣質的食物有牛奶、酸奶、奶酪、黃豆、黑豆、芝麻、核桃、豆腐、魚類等。

宜/ 適當補充鎂元素

鎂元素和心臟健康密切相關，一旦缺乏就會導致心肌收縮出現障礙，引發心律不齊和高血壓，嚴重者還會導致腦中風。更重要的是，鎂元素可以減少血液中膽固醇的含量，有減輕動脈粥樣硬化、增加心肌供血量等功效。高血脂患者宜適當吃些富含鎂元素的食物，如綠色蔬菜、核桃、紫菜、海魚、穀物等。

宜/ 適當補充鉀元素

鉀是人體內非常重要的電解質，能維持神經和肌肉的正常功能，可參與糖類和蛋白質的代謝過程，還能維持細胞內滲透壓和體液的酸鹼平衡。鉀具有利尿作用，能促進多

餘的鈉排出體外，可減輕動脈的壓力，避免損傷血管。富含鉀的食物有菠菜、莧菜、馬鈴薯、綠豆、黃豆、香蕉、奇異果等。

宜 適當補充鋅元素

鋅元素是組成人體 200 多種酶的重要營養素，從食物中攝取充足的鋅元素對於人體保持正常的新陳代謝具有重要意義。對於高血脂患者來説，鋅元素還能減輕糖尿病的發病風險，這是因為鋅元素是胰島素的重要組成成分，適當多吃含鋅元素豐富的食物有助於胰島素的合成。富含鋅元素的食物有動物肝臟、蠔、金針菇、黑米、蕎麥、核桃等。

宜 適當補充銅元素

銅對參與生物代謝的某些酶起著催化作用，研究發現，如果體內缺銅，血清中總膽固醇的水平則會升高。正常情況下，人體血漿中銅的含量為 100 μg/dl，成人每天從食物中獲得的銅元素為 2~3 毫克，由於肝臟可調節銅的代謝，所以人體一般不會缺銅。但如果出現腹瀉、消化不良且伴有低蛋白血症者就可能缺乏銅元素，需適量補充。富含銅元素的食物有番茄、馬鈴薯、紫菜、大白菜、蘿蔔、核桃等。

宜 適當補充鉻元素

鉻元素具有影響血脂代謝的生理作用，能夠抑制膽固醇的生物合成，降低血清總膽固醇和甘油三酯含量以及升高高密度脂蛋白膽固醇的含量，從而可以控制血脂水平，減少動脈粥樣硬化、冠心病等心血管疾病發生的風險。鉻元素主要存在於粟米、海產品、牛肉、葡萄、香蕉、紅蘿蔔、菠菜等食物中，平時宜適當多吃。

宜 適當補充錳元素

錳元素可以激活參與體內葡萄糖和脂肪代謝的多種酶，缺乏錳元素會導致葡萄糖耐量降低、脂質代謝異常，容易加重高血脂病情。研究發現，人體缺乏錳元素與長期進食精細的米麵有關，如小麥在磨成精細麵粉的過程中會丟失 86% 左右的錳，水稻在製成精米的過程中會丟失 75% 左右的錳，所以高血脂患者平時適當吃些粗糧，有助於補充錳元素。

宜 適當補充輔酶 Q_{10}

輔酶 Q_{10} 是一種脂溶性抗氧化劑，是預防動脈粥樣硬化形成最有效的抗氧化成分，在人體細胞內可參與能量的製造和活動，還能增強人體的免疫力和活力，延緩人體衰老。輔酶 Q_{10} 對心血管最重要的作用是可以抑制低密度脂蛋白膽固醇被氧化，從而預防動脈粥樣硬化。輔酶 Q_{10} 可以從牛肉、豬肉、豬肝及魚類等食物中獲得。

宜 適當補充卵磷脂

卵磷脂有乳化、分解油脂的作用，可使血液中膽固醇及中性脂肪的含量降低，減少脂肪在血管壁內的滯留時間，促進粥樣硬化斑的消散，防止由膽固醇引起的血管內膜損傷，有效防治動脈粥樣硬化、高血壓、高血脂。富含卵磷脂的食物有蛋黃、大豆、動物肝臟、魚頭、鰻魚、花生、芝麻、蘑菇、木耳等。

宜 適當補充共軛亞麻油酸

共軛亞麻油酸是人體必不可少的脂肪酸之一，但人體無法通過自身來合成，只能從食物中獲取。共軛亞麻油酸能有效清除自由基，防止細胞壁受損，還能調節血液中膽固醇和甘油三酯的水平，避免血脂升高，預防動脈粥樣硬化等併發症。富含共軛亞麻油酸的食物有葵花子、牛肉、乳製品和羊肉等。

宜 適當補充 ω-3 脂肪酸

ω-3 脂肪酸對人體健康十分有益，對人體多種疾病都有輔助治療的效果。ω-3 脂肪酸能明顯降低血液中膽固醇和甘油三酯的水平，並促進膽固醇排出體外，從而起到降低血脂、擴展血管、預防血栓的作用。另外，ω-3 脂肪酸能減少心律失常，降低心臟病復發的風險，還能降低中風發生的可能性。富含 ω-3 脂肪酸的食物有吞拿魚、平魚、蠔等。

宜 適當補充異黃酮

異黃酮在降脂方面具有神奇的作用，它能夠在降低「壞膽固醇」的同時保持「好膽固醇」的含量，對高血脂患者十分有益。另外，異黃酮還是強效的抗氧化劑，可阻止體

內「壞膽固醇」的氧化沉積,避免血栓的形成。異黃酮主要存在於黃豆、豆漿、豆腐等食物中,宜適當多吃。

高血脂患者 宜 食用魚油

魚油是從深海魚類體內提煉出來的不飽和脂肪酸成分,主要為 EPA,這種物質人類無法在體內合成,只能通過外源性補充。EPA 可以加快體內飽和脂肪酸的代謝,調節體內甘油三酯和膽固醇的含量,從而有效降低血液的黏稠度,促進血液循環,防止脂肪在血管壁上沉積,從而能降低血脂、預防動脈粥樣硬化和心腦血管疾病。另外,EPA 還能提高機體組織的供氧量,可有效緩解疲勞、增強體力。

高血脂患者 宜 吃植物油

植物油中含有較多的不飽和脂肪酸,不飽和脂肪酸能抑制甘油三酯的合成,並協助高密度脂蛋白膽固醇清理血管壁上沉積的脂質,在保護血管的同時,可達到降脂的目的。常見的含有多不飽和脂肪酸的植物油有大豆油、粟米油、芝麻油、棉籽油、葵花子油。

另外,還有一類是含單不飽和脂肪酸較多的植物油,如花生油、菜油和橄欖油,攝入這類植物油後,不會影響血清中膽固醇含量。

高血脂患者 宜 吃橄欖油

橄欖油雖屬油類,卻不含膽固醇,這一特性對於高血脂患者來說意義非凡。橄欖油含有豐富的 ω-3 脂肪酸,這種物質能降低血小板的黏稠度和纖維蛋白原的量,大大降低了血栓形成的概率。橄欖油所含的角鯊烯則能夠提升高血脂患者體內「好膽固醇」的含量,降低「壞膽固醇」的含量,從而預防動脈粥樣硬化、高血壓、心臟病、心力衰竭、腎衰竭、腦出血等疾病。

高血脂患者 宜 吃花生油

花生油中含有白藜蘆醇、單不飽和脂肪酸和 β-穀固醇,這些物質具有降低血小板聚集、防治動脈粥樣硬化及心腦血管疾病的作用。花生所含的維他命 E、膽鹼、植物固

醇等營養物質則能夠起到保護血管壁、防止血栓形成的作用。因此，高血脂患者宜食
用花生油。

高血脂患者 宜/ 吃粟米油

粟米油含有豐富的不飽和脂肪酸，其中亞油酸佔油脂總量的 50% 以上，不僅是人體
必需的脂肪酸，還能夠在體內與膽固醇相結合，因此能夠有效減少血液中膽固醇含
量、軟化血管、降低血壓。粟米油中還含有豐富的維他命 E，具有很強的抗氧化作用，
能夠有效防止血液中膽固醇的黏附，保持血管健康。粟米油本身不含有膽固醇，對於
血液中膽固醇的積累具有溶化作用，對老年性疾病如動脈粥樣硬化、糖尿病等具有防
治作用。

高血脂患者 宜/ 吃芝麻油

芝麻油含有大量的有益於心臟和血管健康的不飽和脂肪酸；研究發現，芝麻油含有
40% 左右的亞油酸、棕櫚酸等不飽和脂肪酸，這些不飽和脂肪酸極易被人體吸收利
用，具有促進膽固醇代謝、清除動脈血管壁沉積物的作用，有助於防治動脈粥樣硬化。

高血脂患者 宜/ 吃茶油

茶油所含的不飽和脂肪酸數量驚人，高達 90%，遠遠超過大豆油、花生油、菜籽油
等日常烹調油，如此豐富的不飽和脂肪酸能夠降低血液中膽固醇的濃度，對於動脈粥
樣硬化、冠心病、高血壓等心腦血管疾病具有積極的預防和抑制作用。

高血脂患者 宜/ 多飲水

人體每天的生理過程都需要水分的參與，水分也會通過汗液、尿液等途徑流失，如果
體內缺水，就會增加血液的黏稠度，降低血流速度，這對高血脂患者是非常不利的。
高血脂患者平時應多飲水來稀釋血液，促進身體進行新陳代謝，水分流經血管，會帶
走一部分血管壁上沉積的血脂，可預防動脈粥樣硬化。另外，增加飲水量還能促進體
內鹽的代謝，可降低鹽分對血管的壓力。

高血脂患者 宜 早晨空腹飲水

人體經過一夜，消耗了大量的水分，會導致血液的黏稠度相應增加、血管變細、血液循環減慢等生理現象，所以清晨起床後，最好空腹飲用一杯溫開水，一方面能及時補充身體丟失的水分，並促進血液循環；另一方面，能促進腸胃蠕動，及時排出體內的毒素和代謝物質。尤其高血脂患者千萬不要忘記晨起先飲水，以免血液黏稠度過高，引發血栓。

高血脂患者睡前 宜 飲水

很多人沒有睡前喝水的習慣，擔心睡前喝水容易在睡眠狀態中醒來上廁所。但是，人在睡眠過程中，心跳速度減慢，血液循環也會慢，並且呼吸和汗液也會帶走一部分水分，容易使血液黏稠度增加，所以高血脂患者宜在睡前飲水，尤其是夜間易出汗的高血脂患者，更要養成睡前飲水的習慣。那麼，什麼時間喝，喝多少呢？一般，最好在睡前 2 小時喝一杯溫開水，能增加夜間的血流速度。

高血脂患者 宜 飲涼開水

高血脂患者最適宜飲用涼開水，涼開水的化學特性與生物細胞內水的特性類似，容易透過細胞膜，能及時為人體補充水分，降低血液的黏稠度。常飲涼開水能促進新陳代謝，增加血液中血紅蛋白含量，提高脫氧酶活性，減少乳酸積累，可緩解疲勞、改善免疫功能。

高血脂患者 宜 飲茶

生活中，我們常飲茶來解油膩，這說明茶能幫助消化，並參與調節脂肪的代謝過程。茶葉一方面可以抑制動物細胞對脂質的吸收，另一方面又可加速清除或分解血管壁上的脂質。茶葉中含有的茶多酚類物質能抑制腸管組織對膽固醇的吸收，還可抑制膽固醇的合成，促進膽固醇轉化為膽汁酸，降低膽固醇的含量，還能促進脂類化合物從糞便中排出。茶葉中的兒茶素、茶黃素、茶紅素能抑制血小板凝集和促進纖溶，茶葉中的維他命 P 能增強血管彈性，經常飲茶可避免脂質沉積。另外，茶葉中的茶多糖還可提高血液中高密度脂蛋白膽固醇的含量。

燕麥
宜 這 樣 吃

高血脂患者宜吃燕麥

燕麥中含有極其豐富的不飽和脂肪酸——亞油酸，它能清理血管壁上沉積的脂質，降低血液中膽固醇的含量，有助於保護心血管，預防動脈粥樣硬化、脂肪肝等疾病。燕麥富含膳食纖維，能加速腸道蠕動，排出膽固醇。另外，燕麥中含有的維他命 B_2 是構成體內許多重要輔酶的催化劑，對蛋白質、脂肪和糖類的代謝也起著重要的作用。

| 燕麥紅豆粥 |

- 原料：燕麥 100 克，紅豆 50 克
- 調料：白糖適量
- 做法：
1. 燕麥洗淨，提前浸泡 1 小時；紅豆洗淨，用清水浸泡 3 小時。
2. 鍋中加適量清水，放入燕麥、紅豆，大火煮沸後改小火慢熬。
3. 至所有食材熟爛後，加少許白糖調味即可。

| 燕麥芋頭粥 |

- 原料：燕麥、芋頭各 100 克
- 調料：蜂蜜適量
- 做法：
1. 燕麥洗淨，提前浸泡 1 小時；芋頭去皮、洗淨，切成斜刀塊。
2. 鍋中加適量清水，放入燕麥、芋頭塊，大火煮沸後改小火慢熬。
3. 至粥熟，根據個人口味加適量蜂蜜調勻即可。

| 燕麥粟米汁 |

- 原料：鮮嫩粟米粒 100 克，燕麥 60 克
- 調料：蜂蜜少許
- 做法：
1. 鮮嫩粟米粒洗淨；燕麥清洗，用清水浸泡 1 小時。
2. 將粟米粒、燕麥放入豆漿機中，加適量溫開水，攪打煮成汁。
3. 用濾網過濾、去渣，裝杯，放入適量蜂蜜攪勻，即可飲用。

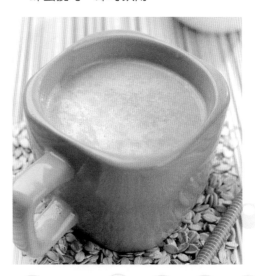

蕎麥
宜這樣吃

高血脂患者宜吃蕎麥

蕎麥含有豐富的維他命 P，有助於降低人體血脂和膽固醇水平，具有軟化血管、預防腦血管出血的作用，所含的菸酸可以擴張小血管和降低血液膽固醇，所含的鎂元素具有擴張血管、阻止血栓形成的作用，同樣可以保護心血管系統。

什錦蕎麥卷

- 原料：蕎麥粉 400 克，雞蛋 2 個，馬鈴薯 150 克，青、紅燈籠椒絲各 30 克
- 調料：植物油、醋、雞精、鹽各適量
- 做法：
1. 馬鈴薯去皮、洗淨，切成絲；雞蛋打散，倒入蕎麥粉中，加適量清水和鹽，攪拌均勻製成糊。
2. 平底鍋內刷一層植物油，燒熱後倒入蕎麥麵糊，攤平煎成麵皮，盛出備用。
3. 鍋內加入植物油燒熱，倒入馬鈴薯絲和青紅燈籠椒絲一起翻炒，加適量醋、雞精、鹽調味，炒熟後盛放在蕎麥皮上，捲成卷狀即可。

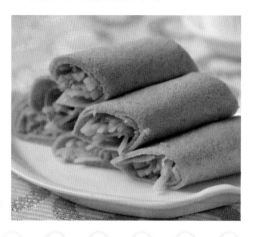

毛豆蕎麥粥

- 原料：毛豆、蕎麥各 50 克，粳米 100 克
- 調料：鹽適量
- 做法：
1. 蕎麥洗淨，用清水浸泡 1 小時；毛豆剝殼、洗淨，粳米淘洗乾淨。
2. 鍋中加適量清水，倒入蕎麥、毛豆和粳米，大火煮沸後改小火熬煮成粥。
3. 粥熟後，加少許鹽調味即可。

蕎麥饅頭

- 原料：蕎麥麵粉、小麥麵粉各 300 克，酵母適量
- 調料：白糖適量
- 做法：
1. 將蕎麥麵粉、小麥麵粉一起放入盆中，加少許白糖；酵母加溫水，放置 5 分鐘。
2. 用適量酵母水揉麵，直至表面光滑，放置發酵 2~3 小時。
3. 繼續揉麵糰，並製成大小相同的饅頭坯，放入蒸鍋中蒸熟即可。

粟米
宜這樣吃

高血脂患者宜吃粟米

粟米中富含膳食纖維，能加速膽固醇的代謝和腸道內代謝產物和毒素的排出。粟米所榨的油中含有大量的不飽和脂肪酸，其中亞油酸約佔 60%，能清除血液中有害的膽固醇，降低膽固醇含量，防止動脈粥樣硬化。

| 粟米椰菜花湯 |

- 原料：粟米 300 克，椰菜花 200 克
- 調料：植物油、麻油、生粉水、鹽各適量
- 做法：
1. 粟米洗淨，切成段；椰菜花掰成小朵，洗淨後倒入沸水中焯熟，撈出瀝水。
2. 鍋內加植物油燒熱，下椰菜花翻炒，放入粟米和適量清水，加鹽調味，中火燉煮。
3. 至所有食材熟，用生粉水勾芡，出鍋前淋少許麻油即可。

| 粟米粥 |

- 原料：鮮粟米粒 150 克，粳米 100 克
- 調料：無
- 做法：
1. 粟米粒洗淨，粳米淘洗乾淨。
2. 鍋中加適量清水，放入粳米和粟米粒，大火煮沸後改小火熬煮成粥。
3. 如果喜歡稍甜的口味，可加少許白糖或紅糖調味。

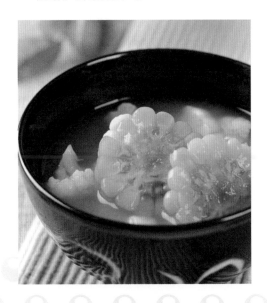

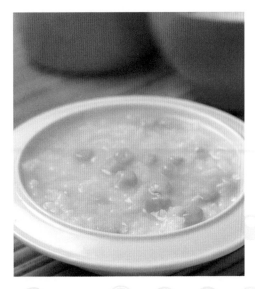

小米
宜 這 樣 吃

高血脂患者宜吃小米
小米中含有豐富的脂肪，其脂肪含量是大米的 7.8 倍，且主要是不飽和脂肪酸。小米中膳食纖維含量也很豐富，能促進腸道排出多餘的膽固醇和代謝廢物。小米中含有大量的維他命 E，能清除自由基，防止脂質被過氧化。

| 什錦小米粥 |

- 原料：小米100克，水發銀耳20克，陳皮、枸杞子各 5 克
- 調料：冰糖少許
- 做法：
1. 小米、陳皮、枸杞子分別洗淨；銀耳洗淨，撕成小朵。
2. 鍋中加適量清水，放入陳皮、銀耳，大火煮沸，改小火煮 10 分鐘。
3. 放入小米，大火煮沸，改小火煮 15~20 分鐘。
4. 放入枸杞子、冰糖，繼續煮 10 分鐘即可。

| 小米紅豆糕 |

- 原料：小米麵粉 300 克，熟紅豆 50 克
- 調料：小梳打、黃豆粉、鹼各適量
- 做法：
1. 將小米麵粉放入盆內，加黃豆粉、熟紅豆、小梳打、鹼，再加適量溫水拌勻，調成稀軟麵糰。
2. 將屜布浸泡後鋪在籠屜內，放入麵糰，用手撫平，旺火沸水蒸，熟透即可。

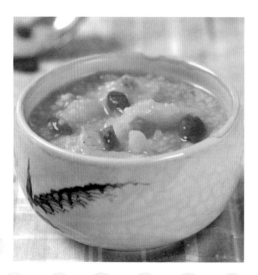

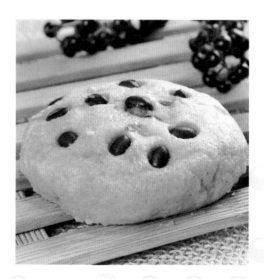

薏米
宜這樣吃

高血脂患者宜吃薏米

薏米屬低脂、低熱量的健康食材,所含的膳食纖維和鎂元素十分豐富,膳食纖維可以有效降低血液膽固醇和甘油三酯,鎂元素有擴張血管、阻止血栓形成的作用,同樣可以保護心血管系統。

┃ 檸檬薏米水 ┃

- 原料:檸檬 30 克,薏米 60 克
- 調料:無
- 做法:
1. 檸檬用鹽水洗淨,切片;薏米洗淨,用清水浸泡 3 小時。
2. 鍋中加 200 毫升清水,倒人薏米,小火慢燉 1 個小時,待水熬至呈奶白色,關火。
3. 將薏米水放涼後倒入碗中,放入切好的檸檬片即可。

┃ 桂花薏米水 ┃

- 原料:薏米 150 克,糖桂花 60 克
- 調料:無
- 做法:
1. 薏米洗淨,用清水浸泡 3 小時。
2. 鍋中加適量清水,倒入薏米,煮熟,撈出 2/3 的薏米,加入糖桂花,攪拌均勻。
3. 放涼後,放入雪櫃中冷藏 2 小時口感更佳。

┃ 西瓜綠豆薏米爽 ┃

- 原料:綠豆、薏米各 50 克,燕麥、西瓜各 20 克
- 調料:白糖適量
- 做法:
1. 將綠豆、薏米分別洗淨,用清水浸泡 3 小時;用挖球器在西瓜中挖出一個個西瓜球。
2. 鍋中加適量清水,倒入綠豆、薏米、燕麥煮熟,加適量白糖調味,放涼後倒入容器中。
3. 將西瓜球放入綠豆薏米湯中一起食用。

┃ 黑米薏仁飯 ┃

- 原料:黑米 150 克,薏米 50 克,枸杞子 10 克
- 調料:糖桂花適量
- 做法:
1. 黑米、薏米分別洗淨,用清水浸泡 3 小時;枸杞子洗淨。
2. 電飯煲中加適量清水,放入黑米、薏米、枸杞子及糖桂花蒸熟。
3. 待米飯放涼後,搭配菜餚食用。

黃豆
宜這樣吃

高血脂患者宜吃黃豆

黃豆中的植物膽固醇可在腸道內與體內的膽固醇競爭，在減少血液中的「壞膽固醇」含量的同時，不會影響血液中「好膽固醇」的含量。黃豆中的卵磷脂可清除血管壁上的膽固醇，可有效防止血管硬化；卵磷脂還可防止肝臟中積存過多的脂肪。黃豆中含有的可溶性纖維，能促進通便，可避免多餘的膽固醇在體內積存。

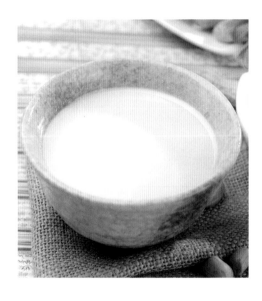

▎黃豆拌雪裡蕻 ▎

- 原料：雪裡蕻 300 克，黃豆 100 克
- 調料：蒜末、辣椒油、麻油、鹽各適量
- 做法：
  1. 將醃好的雪裡蕻去除老葉和根，切成丁，入沸水中焯燙，撈出沖涼。
  2. 黃豆洗淨，用清水浸泡 3 小時，入沸水中煮熟，撈出沖涼。
  3. 將黃豆、雪裡蕻放入碗中，調入蒜末、麻油、辣椒油、鹽拌勻即可。

▎黃豆花生牛奶豆漿 ▎

- 原料：黃豆 100 克，花生 50 克，牛奶 250 毫升
- 調料：白糖適量
- 做法：
  1. 黃豆洗淨，用清水浸泡一夜；花生洗淨，用清水浸泡 1 小時。
  2. 將泡好的黃豆、花生放入豆漿機內，倒入牛奶，攪打、熬煮成豆漿。
  3. 將煮好的豆漿過濾、去渣，加入適量白糖即可飲用。

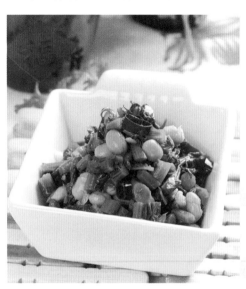

黑豆

宜這樣吃

高血脂患者宜吃黑豆

黑豆所含的脂肪多為不飽和脂肪酸，同時含有豐富的維他命 E 與鉻元素，有助於預防膽固醇過度沉積在血管壁上，是動脈粥樣硬化患者的理想食品。黑豆中所含的花青素具有促進胰島素生成的作用，通過促進體內胰島素含量增加而起到降低血糖的作用，是高血脂合併糖尿病患者的理想選擇。

芝麻黑豆豆漿

- 原料：黑豆 100 克，黑芝麻、花生各 20 克
- 調料：白糖適量
- 做法：
1. 黑豆洗淨，用清水浸泡 2 小時；黑芝麻洗淨；花生泡透，去皮。
2. 將泡好的黑豆及黑芝麻、花生一起放入豆漿機中，攪打 10~15 分鐘製成豆漿。
3. 用濾網過濾、去渣，加少許白糖調味即可。

醋泡黑豆

- 原料：黑豆 100 克，陳醋 150 克
- 調料：蜂蜜 1 湯匙
- 做法：
1. 黑豆洗淨，控水，倒入炒鍋中炒至豆皮開裂，散發出豆香，盛出放涼。
2. 將黑豆放入杯中，倒入陳醋，用保鮮膜密封好，放入雪櫃中冷藏 2 天。
3. 取出黑豆，加入蜂蜜拌勻，再次密封放入雪櫃中冷藏 1 天即可。

龍眼黑豆紅棗湯

- 原料：黑豆 200 克、龍眼肉 40 克、紅棗 20 克
- 調料：紅糖適量
- 做法：
1. 黑豆洗淨，用清水浸泡 2 小時；紅棗洗淨。
2. 鍋中加適量清水，放入龍眼肉和泡好的黑豆、紅棗，大火煮沸後改小火煲 1 小時。
3. 待所有食材熟後，加少許紅糖調味即可。

黑豆南瓜湯

- 原料：黑豆 150 克，南瓜 200 克
- 調料：冰糖適量
- 做法：
1. 黑豆洗淨，用清水浸泡一夜；南瓜去皮、洗淨，切成小丁。
2. 鍋中加適量清水，倒入黑豆，煮至豆子熟軟，放入南瓜丁煮沸。
3. 改小火，放入適量冰糖，煮至南瓜熟軟即可。

紅豆
宜 這 樣 吃

高血脂患者宜吃紅豆

紅豆熱量不高，含有豐富的維他命E、鉀、鎂、鋅、硒等營養物質，有降血脂、降血糖的功效，尤其適合高血脂合併糖尿病的患者食用。另外，紅豆含有豐富的皂角苷，具有利尿、解毒的作用，能防止高血壓發生，並能減輕肝臟負擔。

| 紅豆黑米粥 |

- 原料：黑米 150 克，紅豆 100 克
- 調料：紅糖適量
- 做法：
1. 將黑米洗淨，用清水浸泡 3 小時。
2. 將紅豆洗淨，用清水浸泡 6 小時。
3. 鍋中加適量清水，倒入泡好的黑米及泡米的水、紅豆，大火煮沸後改小火熬煮成粥，加少許紅糖調味即可。

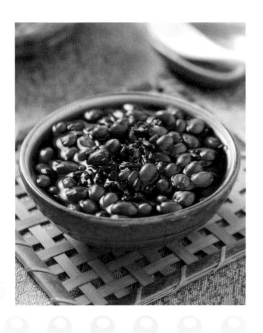

| 椰奶紅豆糕 |

- 原料：牛奶 250 克，椰漿 150 克，紅豆 50 克
- 調料：生粉、白糖各適量
- 做法：
1. 紅豆洗淨，用清水浸泡 6 小時，放入鍋中煮熟，但不要煮開花，撈出紅豆，加入白糖拌勻。
2. 鍋中倒入牛奶、椰漿、生粉小火攪拌熬制，煮至黏稠時放入紅豆煮熟。
3. 將煮好的椰奶紅豆汁倒入保鮮盒中，放入雪櫃中冷藏 3 小時即可。

| 紅豆花生湯 |

- 原料：紅豆 200 克，花生 50 克，葡萄乾、紅棗碎各 20 克
- 調料：冰糖適量
- 做法：
1. 紅豆洗淨，用清水浸泡 6 小時；花生洗淨。
2. 鍋中加適量清水，放入紅豆、花生和冰糖，煮至紅豆八成熟。
3. 放入葡萄乾、紅棗碎，繼續煮至紅豆開花即可。

綠豆

宜 這 樣 吃

高血脂患者宜吃綠豆

綠豆中含有的植物甾醇的結構與膽固醇相似，可以減少腸道對膽固醇的吸收，且含有豐富的膳食纖維，能降低血清中的膽固醇含量，起到預防高血脂的作用。另外，綠豆具有利尿的功效，可使血管中血液的血容量降低，能預防高血壓的發生。

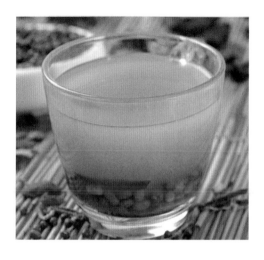

| 綠豆銀耳荔枝湯 |

- 原料：綠豆100克，水發銀耳50克，荔枝 6 粒
- 調料：冰糖適量
- 做法：
1. 綠豆洗淨，用清水浸泡 1 小時；銀耳洗淨，撕成小朵；荔枝去皮去核。
2. 鍋中加適量清水，放入綠豆、銀耳大火煮沸，改小火煮至綠豆開花。
3. 放入荔枝、冰糖，繼續煮 10 分鐘即可。

| 綠豆陳皮茶 |

- 原料：綠豆 20 克，陳皮 5 克
- 調料：無
- 做法：
1. 將綠豆、陳皮分別洗淨，綠豆用清水浸泡半小時。
2. 砂鍋中加適量清水，放入綠豆，旺火煮沸。
3. 放入陳皮，改中火繼續煮 15 分鐘即可。

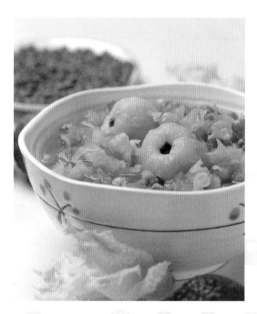

番薯
宜這樣吃

高血脂患者宜吃番薯

番薯味道甜美，是防治高血脂的理想食材。番薯中富含纖維素和果膠，能刺激腸胃蠕動，並吸附腸道中的有害物質將其排出體外，具有通便瘦身的功效，可避免過度肥胖。適量食用番薯能預防心血管系統中脂質沉積，預防動脈硬化的發生。但不宜過多攝入番薯，以免總熱量增加，反而影響降脂效果。

| 番薯粥 |

- 原料：番薯 50 克，粳米 100 克
- 調料：白糖適量
- 做法：
1. 番薯洗淨，削皮，切成小塊；粳米淘洗乾淨。
2. 鍋中加適量清水，大火煮沸，放入番薯塊、粳米，中火煮沸，轉小火煮至番薯熟透、米湯黏稠，趁熱加入適量白糖拌勻、調味，出鍋，即可食用。

| 香辣番薯塊 |

- 原料：番薯 300 克，洋葱 60 克，青、紅尖椒各 30 克
- 調料：植物油、鹽各適量
- 做法：
1. 番薯洗淨、去皮，切成小塊，入蒸鍋中蒸熟。
2. 洋葱去皮洗淨，切成小塊；青、紅尖椒去籽洗淨，切成小塊。
3. 油鍋燒熱，下青、紅尖椒煸炒，下洋葱翻炒，放入番薯稍炒，加少許鹽調味即可。

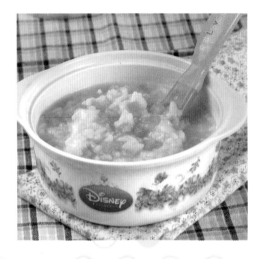

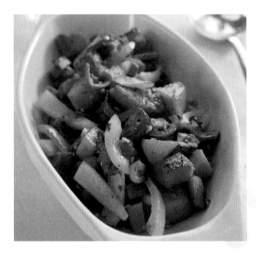

馬鈴薯
宜這樣吃

高血脂患者宜吃馬鈴薯

馬鈴薯是低脂肪、低熱量、高膳食纖維的食品，食用後易使人有飽腹感，從而減少進食量，有助於減肥，預防高血脂。馬鈴薯是高鉀、低鈉食品，能平衡體內的電解質，降低血壓，鉀還能加強肌肉興奮、維持心跳節律，從而保護心肌健康。馬鈴薯含有大量對人體有保護作用的黏液蛋白，可以預防脂肪的沉積、保持血管彈性，有助於預防心血管疾病。

| 馬鈴薯拌海帶絲 |

- 原料：馬鈴薯 400 克，海帶 150 克
- 調料：葱、蒜、油、醋、豉油和鹽各適量
- 做法：
1. 海帶洗淨後切成絲，葱洗淨、切葱花，蒜洗淨、搗成泥。
2. 馬鈴薯洗淨、切成絲，焯熟，撈出、瀝去水分備用。
3. 鍋中加適量油，燒至四成熱後下葱花和蒜泥爆香，關火。
4. 將海帶絲和馬鈴薯絲裝盤，倒入葱蒜油，加適量豉油、醋和鹽拌勻即可。

| 熗炒馬鈴薯絲 |

- 原料：馬鈴薯 200 克
- 調料：葱花、植物油、豉油、醋、鹽各適量
- 做法：
1. 將馬鈴薯去皮洗淨，切成細絲，放入清水中洗去澱粉。
2. 油鍋燒熱，放入葱花炒出香味，放入馬鈴薯絲，快速熗炒，馬鈴薯絲快熟時放入豉油、醋、鹽，略炒一下出鍋即可。

| 馬鈴薯紅蘿蔔湯 |

- 原料：馬鈴薯 150 克，紅蘿蔔 100 克
- 調料：芫茜末、鹽各適量
- 做法：
1. 馬鈴薯去皮、洗淨，切滾刀塊；紅蘿蔔去皮、洗淨，切成片。
2. 鍋中加適量清水，放入馬鈴薯塊、紅蘿蔔片，大火煮沸。
3. 改小火燉至所有食材熟，加少許鹽調味，撒上芫茜末即可。

| 馬鈴薯香濃湯 |

- 原料：馬鈴薯 100 克，蘑菇 3 朵，洋葱、番茄各 50 克
- 調料：鮮牛奶、奶油、植物油、麵粉、鹽各適量
- 做法：
1. 馬鈴薯去皮、洗淨，切丁煮熟；蘑菇洗淨，切片焯水；番茄、洋葱分別洗淨，切成丁。
2. 鍋中加 3 匙奶油、1 匙植物油和適量麵粉翻炒至微黃，倒入鮮牛奶和清水煮至濃稠。
3. 放入馬鈴薯、蘑菇、洋葱、番茄，繼續煮沸，加少許鹽調味即可。

苦瓜
宜這樣吃

高血脂患者宜吃苦瓜

苦瓜富含的維他命 C 具有抗氧化的作用，能清除血管中的自由基，延緩血管老化，防治心血管疾病。苦瓜所含的苦瓜素被譽為「脂肪殺手」，能夠減少人體對脂肪和多糖的吸收，是消除血管壁脂類的得力助手，可以防治高血脂和高血糖。

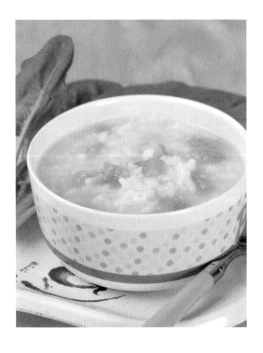

▎苦瓜炒雞蛋▎

🥄 原料：苦瓜 200 克，雞蛋 2 個

🫙 調料：蔥末、植物油、鹽各適量

🍳 做法：

❶ 雞蛋打散，加適量鹽攪勻；苦瓜洗淨，切成片。

❷ 油鍋燒熱，下蔥花爆香，將蛋液倒入鍋中炒至金黃。

❸ 倒入苦瓜片翻炒至熟，加少許鹽調味即可。

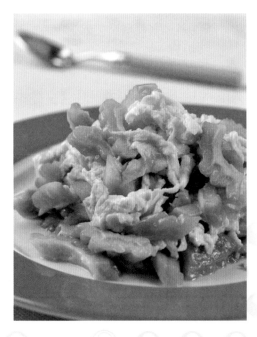

▎苦瓜粥▎

🥄 原料：苦瓜 100 克，粳米 150 克

🫙 調料：無

🍳 做法：

❶ 苦瓜洗淨，切成塊；粳米淘洗乾淨。

❷ 鍋中加適量清水，倒入粳米，大火煮沸，放入苦瓜塊。

❸ 改小火熬煮至米熟瓜軟即可。

青瓜
宜這樣吃

高血脂患者宜吃青瓜

青瓜中只含有極少量的脂肪和糖類，所含的丙醇二酸具有抑制糖類物質轉化為脂肪的作用，有助於降低膽固醇，能有效避免脂類沉積在血管壁上，可預防高血脂及其併發症。青瓜所含的膳食纖維能促進腸道蠕動，減少人體對膽固醇的吸收，調整脂質代謝。

| 青瓜檸檬水 |

🥄 原料：青瓜 200 克，檸檬 50 克

🧂 調料：蜂蜜、鹽各適量

🍳 做法：

① 青瓜和檸檬分別洗淨，用鹽搓洗一下表面，分別切片。

② 將青瓜片、檸檬片放入杯中，加適量溫開水沖泡。

③ 根據自己的口味調入蜂蜜即可飲用。

| 什錦拌青瓜 |

🥄 原料：青瓜 250 克，紅蘿蔔、青椒各 50 克，芝麻 20 克，花生仁 25 克

🧂 調料：麻油、薑絲、蒜末、鹽各適量

🍳 做法：

① 青瓜、紅蘿蔔分別洗淨，切成丁；青椒洗淨，去蒂去籽，切成丁。

② 將青瓜丁、紅蘿蔔丁、青椒丁一起放入碗中，加適量鹽拌勻，醃製 2~3 小時。

③ 將醃好的蔬菜丁撈出，擠去水分，加薑絲、蒜末、芝麻、花生仁、麻油拌勻即可。

| 酸辣青瓜條 |

🥄 原料：青瓜 500 克，梨 100 克

🧂 調料：葱花、薑絲、蒜末、辣椒粉、魚露、白醋、白糖、鹽各適量

🍳 做法：

① 青瓜洗淨，切成絲，加鹽醃製 30 分鐘，搾去水分，梨洗淨，切成絲。

② 梨絲中加入葱花、薑絲、蒜末、辣椒粉、魚露、白醋、白糖攪拌均勻，製成調味汁。

③ 將調味汁澆在青瓜條中，放入雪櫃中冷藏 3 小時再食用口感更佳。

| 青瓜雞蛋餅 |

🥄 原料：麵粉 300 克，青瓜 150 克，雞蛋 100 克

🧂 調料：鹽適量

🍳 做法：

① 青瓜洗淨、切丁，用料理機打成青瓜泥汁，拌入麵粉，打入蛋液、加少許鹽，攪拌成糊狀。

② 平底鍋刷一層植物油燒熱，舀一匙青瓜麵糊煎至兩面金黃即可。

冬瓜
宜這樣吃

高血脂患者宜吃冬瓜
冬瓜中富含的丙醇二酸、葫蘆巴鹼能有效控制體內的糖類轉化為熱量，防止脂肪堆積在體內。冬瓜含有豐富的膳食纖維，能減少腸道對膽固醇的吸收，可有效控制血脂。冬瓜還是高鉀低鈉的食物，能減輕血管壁的壓力，防止高血壓的發生。

| 蘆筍冬瓜羹 |

原料：蘆筍 200 克，冬瓜 300 克

調料：薑絲、鹽各適量

做法：

❶ 冬瓜去皮、去瓤，洗淨切丁，焯水後瀝乾。

❷ 蘆筍去皮、洗淨，切成丁，焯水後瀝乾放涼。

❸ 鍋中加適量清水，倒入蘆筍丁、冬瓜丁，加入薑絲，大火煮沸後改小火熬煮至食材熟，加適量鹽調味即可。

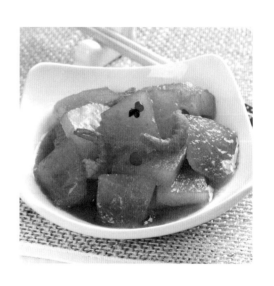

| 冬瓜銀耳湯 |

原料：冬瓜 400 克，水發銀耳 60 克

調料：植物油、鹽各適量

做法：

❶ 銀耳洗淨，撕成小朵；冬瓜去皮、去瓤，洗淨後切成片。

❷ 油鍋燒熱，倒入冬瓜片翻炒，加適量清水，放入銀耳一起燉煮。

❸ 至所有食材熟，加少許鹽調味即可。

| 麻辣蝦米冬瓜 |

原料：冬瓜 400 克，蝦米 40 克

調料：乾辣椒、花椒、植物油、鹽各適量

做法：

❶ 冬瓜去皮、去瓤，洗淨，切成小片；蝦米泡軟。

❷ 將冬瓜片放入開水鍋中，煮 5 分鐘至熟，加鹽調味後撈出，瀝乾水分。

❸ 油鍋燒熱，放入乾辣椒、花椒，炸香後撈出乾辣椒、花椒，放入蝦米稍炸，起鍋趁熱淋在冬瓜片上，拌勻即可。

白蘿蔔
宜這樣吃

高血脂患者宜吃白蘿蔔

白蘿蔔的熱量很低，非常適合高血脂和減肥人群食用。白蘿蔔中含有辛辣的成分，能促進血液循環、增強新陳代謝，維護心血管健康。此外，白蘿蔔具有抗氧化性，可促進恢復血管壁彈性，防止血栓產生。白蘿蔔中含大量的膳食纖維、澱粉酶、芥子油，能促進腸胃蠕動、促進消化，有助於將腸道內多餘的膽固醇排出體外。

| 辣味檸檬白蘿蔔丁 |

- 原料：白蘿蔔 500 克，檸檬 30 克
- 調料：辣椒粉、醋、白糖、鹽各適量
- 做法：
1. 白蘿蔔去皮、洗淨，切成塊，加鹽醃半小時，瀝水；檸檬洗淨，連皮切片。
2. 將檸檬片放入白蘿蔔中，調入適量的辣椒粉、醋、白糖、鹽攪拌均勻。
3. 用保鮮膜包好，放入雪櫃中冷藏 3 小時即可。

| 雞汁蘿蔔絲 |

- 原料：白蘿蔔 300 克
- 調料：葱花、胡椒粉、雞湯、麻油、鹽各適量
- 做法：
1. 白蘿蔔洗淨、去皮，切成絲，入沸水鍋中焯水，撈出瀝水。
2. 鍋中加適量雞湯，煮沸後撇去浮沫，放入蘿蔔絲，加適量鹽、胡椒粉。
3. 快熟時，淋少許麻油，撒入葱花即可。

| 蘿蔔絲煎餅 |

- 原料：白蘿蔔 250 克，雞蛋 50 克，紅椒、青椒各 20 克
- 調料：麵粉、五香粉、植物油、鹽各適量
- 做法：
1. 白蘿蔔洗淨、去皮，擦成細絲；青紅辣椒洗淨，切成小丁；雞蛋打散，製成蛋液。
2. 將青紅辣椒丁、蛋液倒入白蘿蔔絲中，調入麵粉、五香粉、鹽攪拌均勻。
3. 平底鍋內刷一層植物油燒熱，倒入麵糊，煎至兩面金黃即可。

| 白蘿蔔冬瓜湯 |

- 原料：白蘿蔔 200 克，冬瓜 100 克
- 調料：葱花、薑絲、植物油、鹽各適量
- 做法：
1. 白蘿蔔、冬瓜分別去皮、洗淨，切成塊。
2. 油鍋燒熱，下薑絲爆香，倒入白蘿蔔、冬瓜翻炒，加適量清水，大火煮沸後改小火慢燉至料熟。
3. 加適量鹽略煮，出鍋前撒上葱花即可。

菠菜
宜 這 樣 吃

高血脂患者宜吃菠菜

菠菜含有豐富的胡蘿蔔素、維他命 C 以及葉黃素等抗氧化劑，經常食用可減少有害物質在血管中堆積，幫助血管抗擊氧化，延緩血管老化。菠菜所含的膳食纖維可以促進膽固醇排出體外，起到降低膽固醇的作用。

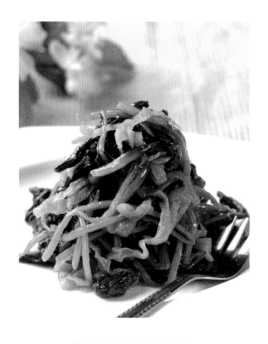

▎菠菜拌海蜇 ▎

✂ 原料：菠菜 250 克，海蜇皮 100 克

🥄 調料：麻油、鹽各適量

⚙ 做法：

❶ 菠菜洗淨、切成段，放入開水中焯熟，撈出瀝水。

❷ 海蜇皮洗淨、切成細絲，倒入開水中略焯，撈出過涼，瀝去水分。

❸ 將菠菜段和海蜇絲放入碗中，加麻油、鹽調味，拌勻裝盤即可。

▎菠菜豬血湯 ▎

✂ 原料：菠菜 300 克，豬血、豆腐各 100 克

🥄 調料：麻油、鹽各適量

⚙ 做法：

❶ 菠菜洗淨，切成段，入沸水中焯一下；豬血、豆腐分別洗淨，切成塊。

❷ 鍋中加適量清水，放入豬血塊、豆腐塊，大火煮沸至熟。

❸ 將菠菜段倒入鍋中，稍煮，加鹽調味，淋少許麻油即可。

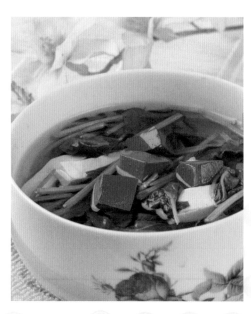

椰菜
宜這樣吃

高血脂患者宜吃椰菜

椰菜是低熱量、低脂肪的食物，非常適合高血脂患者食用。椰菜中含有豐富的類黃酮，能防止膽固醇被氧化和血小板凝集，從而減少心臟病和中風的發病率。椰菜所含的維他命 C 和維他命 P 可以保持血管彈性和通暢，所含的膳食纖維可以促進膽固醇排出體外，有助於降低膽固醇。另外，椰菜是低鈉高鉀的食物，能減輕血管壓力，擴張血管。

| 椰菜炒粉絲 |

- 原料：椰菜 200 克，粉絲 100 克
- 調料：葱花、薑末、蒜末、植物油、豉油、料酒、鹽各適量
- 做法：
1. 將椰菜洗淨，切成絲；粉絲用清水泡軟。
2. 油鍋燒熱，下薑、蒜爆香，下椰菜翻炒，烹入適量豉油、料酒。
3. 當椰菜變軟出水，下粉絲翻炒，加少許鹽調味，至粉絲入味，撒上葱花即可。

| 椰菜炒木耳 |

- 原料：椰菜 300 克，黑木耳 100 克
- 調料：植物油、麻油、鹽各適量
- 做法：
1. 椰菜洗淨，撕成小片；黑木耳泡發洗淨，撕成小朵。
2. 油鍋燒熱，卜椰菜煸炒，卜黑木耳繼續煸炒。
3. 至所有食材熟，加滴量鹽調味，淋少許麻油即可。

| 醋溜椰菜 |

- 原料：椰菜 300 克
- 調料：醋 20 克，乾紅辣椒、花椒、生粉、植物油、豉油、白糖、鹽各適量
- 做法：
1. 將椰菜洗淨，切成塊，用刀拍鬆，加鹽拌勻備用；乾紅辣椒切成絲。
2. 把醋、生粉、豉油、白糖加少許清水，調成味汁。
3. 油鍋燒熱，下花椒炸香，撈出花椒，再放入乾紅辣椒絲稍炸，下椰菜翻炒。
4. 待椰菜變軟，放入調好的味汁，翻炒至熟即可。

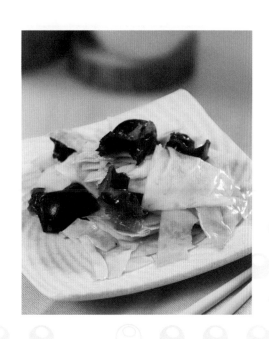

生菜
宜這樣吃

高血脂患者宜吃生菜

生菜是低脂肪、低熱量的食物，並且含有豐富的膳食纖維和維他命C，能減少腸道對脂肪的吸收，並排出多餘脂質。生菜中含有的甘露醇等成分能清除血液中的垃圾，維護血管健康；生菜莖葉中含有的萵筍素，具有降低膽固醇、鎮痛催眠的作用。

| 蠔油生菜 |

- 原料：生菜 500 克
- 調料：蒜泥、胡椒粉、生粉、植物油、蠔油、豉油、料酒、白糖各適量
- 做法：
1. 生菜擇洗乾淨，瀝水後撕成片，入沸水中快速焯燙，撈出瀝水。
2. 油鍋燒熱，下蒜泥爆香，加入蠔油、料酒、白糖、豉油、胡椒粉，加少許清水。
3. 煮沸後放入生粉勾芡，做成的濃汁澆在生菜上即可。

| 聖女果拌生菜 |

- 原料：生菜 300 克，聖女果 10 粒
- 調料：蒜末、乾紅辣椒段、番茄醬、植物油、蠔油、雞精、鹽各適量
- 做法：
1. 生菜洗淨，切成絲；聖女果洗淨，切兩半；將生菜和聖女果擺盤。
2. 油鍋燒熱，放入蒜末、乾紅辣椒段炒出香味，下番茄醬稍炒，加適量清水、蠔油、鹽、雞精煮成湯汁，淋在生菜上即可。

| 生菜包蝦米粉絲 |

- 原料：生菜 200 克，蝦米 100 克，粉絲 50 克
- 調料：植物油、豉油、雞精、鹽各適量
- 做法：
1. 生菜洗淨，掰開；蝦米洗淨；粉絲放入清水中泡軟，瀝水。
2. 油鍋燒熱，下蝦米爆炒，加入粉絲、雞精、豉油、鹽翻炒均勻。
3. 在每片生菜葉中放入蝦米粉絲包好，裝盤即可。

| 生菜豆腐湯 |

- 原料：嫩生菜葉、豆腐各 150 克，水發黑木耳 20 克
- 調料：白胡椒粉、麻油、鹽各適量
- 做法：
1. 嫩生菜葉洗淨，瀝水後切段；豆腐洗淨，切成塊；水發黑木耳洗淨，切成絲。
2. 鍋中加適量清水，放入豆腐塊，大火煮沸、去浮沫，放入切好的木耳絲。
3. 大火煮沸後改小火燉至所有食材熟，關火，放入生菜燙熟，加鹽、白胡椒粉調味，淋少許麻油即可。

馬齒莧
宜這樣吃

高血脂患者宜吃馬齒莧

馬齒莧含有的不飽和脂肪酸，可抑制體內甘油三酯和膽固醇的生成，改善脂質代謝紊亂，起到降低血脂的作用。馬齒莧中所含的多巴胺、去甲腎上腺素、鉀鹽等物質，可以擴張血管，預防血小板聚集，從而可預防高血脂、動脈粥樣硬化、血栓等疾病的發生。

｜ 清炒馬齒莧 ｜

- 原料：馬齒莧 400 克
- 調料：葱花、蒜末、植物油、麻油、黃酒、雞精、鹽各適量
- 做法：
1. 將馬齒莧清洗乾淨，切成段。
2. 油鍋燒熱，下葱花、蒜末爆香，加入黃酒，放入馬齒莧翻炒至斷生。
3. 加適量雞精、鹽調味，翻炒均勻，出鍋前淋少許麻油即可。

｜ 馬齒莧拌黃豆芽 ｜

- 原料：馬齒莧、黃豆芽各 200 克
- 調料：麻油、豉油、醋、白糖各適量
- 做法：
1. 將馬齒莧和黃豆芽分別洗淨。
2. 鍋中加適量清水，大火煮沸，分別放入馬齒莧和黃豆芽煮至斷生，撈出瀝水，放入盤內。
3. 倒入適量白糖、醋、豉油和麻油，攪拌均勻即可。

｜ 馬齒莧炒雞絲 ｜

- 原料：馬齒莧 300 克，雞脯肉 150 克，蛋清 1 個
- 調料：葱花、薑末、植物油、麻油、生粉、料酒、鹽各適量
- 做法：
1. 馬齒莧洗淨，瀝水；雞脯肉洗淨、切絲，放入碗中，加鹽、料酒拌勻，再放入蛋清、生粉繼續拌勻。
2. 油鍋燒熱，放入雞絲劃散，盛出瀝油。
3. 鍋內留底油燒熱，下葱、薑爆香，放入馬齒莧、料酒及少許清水，炒至斷生，下雞絲、鹽、味精炒勻，再用生粉勾薄芡，最後淋麻油即可。

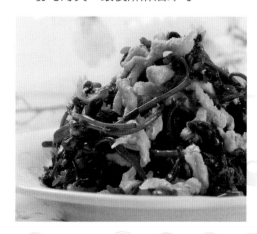

香菇
宜這樣吃

高血脂患者宜吃香菇

香菇中富含生物鹼香菇嘌呤，具有降低血液中膽固醇的作用，可預防動脈血管硬化。香菇中含有一種核酸類物質，能抑制血清及肝臟中的膽固醇升高，能保護心血管，對「三高」人群十分有益。香菇中還含有香菇多糖、香菇素、膳食纖維等成分，能保護肝臟，增強人體活力，減肥瘦身。

| 香菇熗翠筍 |

- 原料：香菇 100 克，萵筍 300 克
- 調料：蒜末、乾紅辣椒、花椒、植物油、鹽各適量
- 做法：
1. 萵筍洗淨，切絲；香菇洗淨、切絲，入沸水中焯熟，瀝乾涼涼。
2. 油鍋燒熱，下花椒爆香，關火，放入蒜末、乾紅椒製成熱油。
3. 將萵筍絲放在容器內，撒上鹽、香菇絲，將熱油淋在上面，拌勻即可。

| 花生香菇粥 |

- 原料：花生 30 克，香菇 50 克，粳米 150 克
- 調料：葱花、鹽各適量
- 做法：
1. 花生、粳米洗淨；香菇洗淨，切成片。
2. 鍋中加適量清水，倒入粳米，大火煮沸後倒入花生和香菇片，改小火熬煮成粥。
3. 粥熟後，加少許鹽調味，撒上葱花即可。

| 鹵香菇 |

- 原料：香菇 300 克
- 調料：薑絲、桂皮、八角、丁香、植物油、老抽、冰糖、鹽各適量
- 做法：
1. 香菇去蒂，洗淨，用刀子在香菇表面劃十字。
2. 油鍋燒熱，下薑絲、桂皮、八角、丁香小火煸出香味。
3. 放入香菇翻炒，加水沒過香菇，調入老抽、冰糖、鹽大火煮沸，改小火鹵半小時即可。

| 香菇草魚塊 |

- 原料：草魚 200 克，水發香菇 10 克，雞蛋 1 個
- 調料：葱段、薑片、生粉、植物油、豉油、料酒、鹽適量
- 做法：
1. 香菇洗淨；草魚洗淨切塊，用料酒、鹽醃漬片刻；雞蛋打散，加生粉調成糊，放入魚塊拌勻。
2. 油鍋燒熱，放入草魚塊，滑油撈出。
3. 鍋內留底油燒熱，下葱段、薑片爆香，加適量清水，放入魚塊、香菇、豉油、鹽、料酒，小火燒透入味，用生粉水勾芡即可。

金針菇
宜這樣吃

高血脂患者宜吃金針菇

金針菇的菌柄中含有豐富的纖維素,能調節膽固醇代謝,降低體內膽固醇含量,抑制血脂升高。金針菇中含有的嘌呤,具有降低血中膽固醇的作用,能有效預防動脈血管硬化。經常食用金針菇,對高血脂、高血壓、動脈粥樣硬化等心血管疾病具有良好的預防作用。

┃ 百合拌金針菇 ┃

- 原料:金針菇 200 克,百合 50 克
- 調料:橄欖油、鹽各適量
- 做法:
1. 將百合洗淨、剝瓣,放入沸水中焯至透明狀,撈出瀝水。
2. 將金針菇洗淨,切成寸段,放入沸水中焯熟,撈出瀝水。
3. 將焯燙好的金針菇、百合放入碗中,加入橄欖油、鹽調味,拌勻裝盤即可。

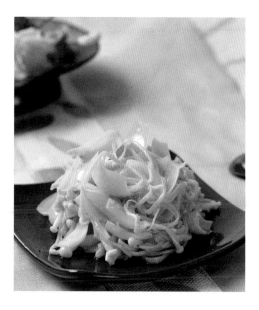

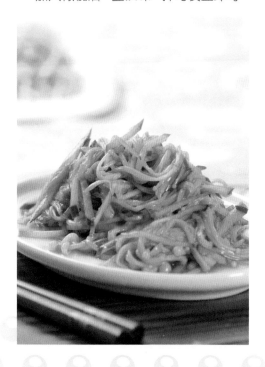

┃ 蠔油拌金針菇 ┃

- 原料:金針菇 200 克,青瓜 50 克
- 調料:蠔油適量
- 做法:
1. 將金針菇洗淨,入沸水中焯燙變軟,過涼後瀝乾水分。
2. 將青瓜洗淨,切成細絲,放入容器中。
3. 倒適量蠔油入小碗中,用涼開水調勻。
4. 將金針菇放入容器中,加適量蠔油汁,再放入青瓜絲拌勻即可。

黃豆芽
宜這樣吃

高血脂患者宜吃黃豆芽

黃豆芽中富含的維他命 C，可以保護心臟和血管，所含的維他命 E 有保護皮膚和毛細血管、防止動脈粥樣硬化的作用。黃豆芽中大量的膳食纖維不僅能幫助高血脂患者維持理想的體重，還可以促進膽固醇排出體外。

豆芽炒腐皮

- 原料：黃豆芽 150 克，豆腐皮 200 克
- 調料：芫茜段、葱絲、薑絲、植物油、麻油、鹽各適量
- 做法：
1. 黃豆芽擇取老根，洗淨、控水；豆腐皮洗淨，切成長絲。
2. 油鍋燒熱，下葱、薑爆香，放入豆腐皮絲、黃豆芽翻炒。
3. 至黃豆芽熟，下芫茜段、鹽、麻油翻炒均勻即可。

黃豆芽拌雞絲

- 原料：黃豆芽 300 克，雞脯肉 200 克，油菜 50 克
- 調料：麻油、辣椒油、豉油、鹽各適量
- 做法：
1. 黃豆芽、油菜分別洗淨，入沸水中焯熟，撈出過涼，油菜切段。
2. 雞脯肉洗淨，入沸水中煮至肉色變白，撈出，撕成細絲。
3. 將黃豆芽、油菜、雞絲放入大碗中，調入少許豉油、麻油、辣椒油、鹽拌勻即可。

酸菜粉絲炒豆芽

- 原料：黃豆芽 300 克，酸菜 100 克，粉絲 50 克
- 調料：蒜瓣、胡椒粉、植物油、生抽、鹽各適量
- 做法：
1. 黃豆芽洗淨；粉絲用溫水浸泡，剪成小段。
2. 油鍋燒熱，下蒜瓣爆香，放入酸菜、黃豆芽、粉絲翻炒，調入適量的胡椒粉、鹽、生抽炒至黃豆芽熟即可。

紫菜豆芽湯

- 原料：黃豆芽 150 克，紫菜（乾品）50 克
- 調料：蒜末、麻油、鹽各適量
- 做法：
1. 紫菜泡發後洗淨，撕成小塊；黃豆芽洗淨備用。
2. 鍋中加適量清水，放入紫菜和黃豆芽，大火煮沸，改小火燜煮 15 分鐘，下蒜末、鹽，淋幾滴麻油，攪拌均勻即可。

蠶豆
宜這樣吃

高血脂患者宜吃蠶豆

蠶豆營養豐富，屬高蛋白、低膽固醇的健康食材，所含的鋅、錳、鈣以及維他命 C 都具有保護心血管健康的功效，所含的膳食纖維更能降低膽固醇、促進膽固醇排出體外。

蠶豆拌南瓜

- 原料：南瓜 300 克，蠶豆 50 克
- 調料：麻油、白糖、鹽各適量
- 做法：
1. 南瓜去皮、洗淨，切成塊，入沸水中焯熟，撈出沖涼，瀝乾水分。
2. 蠶豆去皮、洗淨，入沸水鍋中煮熟，撈出晾乾。
3. 將蠶豆、南瓜塊放入碗中，加適量鹽、白糖調味，淋少許麻油，拌勻即可。

白果蠶豆炒百合

- 原料：蠶豆、白果各 150 克，百合 50 克
- 調料：葱花、薑絲、生粉、植物油、料酒、鹽各適量
- 做法：
1. 蠶豆、白果、百合洗淨，分別入沸水中焯水，撈出瀝水。
2. 碗中放入葱花、薑絲，加適量清水，加鹽、料酒、生粉製成調味汁。
3. 油鍋燒熱，下蠶豆、白果、百合翻炒，倒入調味汁大火翻炒至熟即可。

鹽水蠶豆

- 原料：蠶豆 300 克，枸杞子 10 克
- 調料：植物油、鹽各適量
- 做法：
1. 蠶豆洗淨，瀝乾水分；枸杞子洗淨。
2. 油鍋燒熱，倒入蠶豆稍炒，加適量清水、枸杞子，大火煮 5 分鐘。
3. 再調入適量鹽，加蓋繼續大火煮 3 分鐘即可。

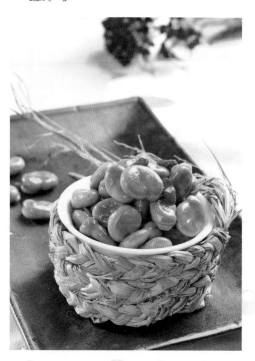

紫菜
宜這樣吃

高血脂患者宜吃紫菜

紫菜中所含的鈣質十分豐富，作為血液的稀釋劑和防凝劑，紫菜具有降血壓、降血脂和防止血栓形成的功效。紫菜所含的甾醇具有防止動脈粥樣硬化的功效，經常食用紫菜可以抑制膽固醇的吸收、降低膽固醇含量，有效地保護血管，可防止血脂升高。

| 紫菜蝦皮湯 |

- 原料：紫菜 50 克，蝦皮 20 克
- 調料：麻油、鹽各適量
- 做法：
① 紫菜洗淨，撕成小塊；蝦皮用清水泡軟，清洗乾淨。
② 鍋中加適量清水，放入紫菜、蝦皮，大火煮沸後改小火煮 3 分鐘。
③ 加適量鹽調味，出鍋前淋少許麻油即可。

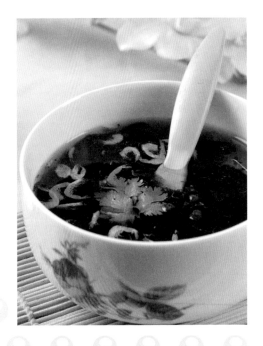

| 涼拌紫菜 |

- 原料：紫菜 100 克，青、紅辣椒各 20 克
- 調料：芫茜末、葱花、蒜末、麻油、蠔油、鹽各適量
- 做法：
① 紫菜洗淨，切絲，入沸水中焯 20 秒，撈出瀝水；青、紅辣椒分別洗淨，切絲。
② 將紫菜放入盤中，加入青、紅辣椒絲、麻油、蠔油、鹽攪拌均勻，最後撒上芫茜末、葱花、蒜末即可。

| 紫菜煎蛋餅 |

- 原料：紫菜 50 克，雞蛋 100 克
- 調料：葱花、胡椒粉、植物油、豉油、鹽各適量
- 做法：
① 紫菜洗淨，切絲，焯水備用；雞蛋打散，製成蛋液。
② 蛋液中放入紫菜、葱花、胡椒粉、豉油攪拌均勻，調成蛋糊。
③ 平底鍋內刷一層植物油燒熱，淋入蛋糊，煎至兩面金黃即可。

海帶
宜 這 樣 吃

高血脂患者宜吃海帶

海帶中富含碘元素，有助維護甲狀腺功能。海帶中含有的海帶藻糖膠有明顯的降脂作用，能維護心血管的正常功能，預防高血脂。另外，海帶中的褐藻酸鈉具有降壓的作用，海帶多糖能具有降血糖的作用，高血脂患者經常食用可預防併發高血壓、高血糖。

｜ 海帶拌椰菜花 ｜

原料：海帶、椰菜花各 150 克

調料：香葱碎、花椒油、料酒、鹽各適量

做法：

① 海帶洗淨，切菱形塊，入沸水鍋中，加鹽、料酒煮熟撈出，過涼瀝乾。

② 椰菜花洗淨，掰成小朵，入沸水中燙熟，撈出沖涼、瀝乾。

③ 將椰菜花和海帶放入碗中，加鹽、花椒油調味，撒上香葱碎即可。

｜ 海帶燜鯽魚 ｜

原料：鯽魚 400 克，海帶 200 克

調料：葱花、薑片、麻油、豉油、醋、料酒、白糖、鹽各適量

做法：

① 海帶洗淨，切成條；鯽魚去鱗、去內臟，洗淨備用。

② 鍋中加適量清水，放入海帶、鯽魚、葱花、薑片及豉油、醋、料酒、白糖、鹽，大火煮沸後改小火燉熟，出鍋前淋少許麻油即可。

｜ 海帶黃豆湯 ｜

原料：海帶 200 克，黃豆 100 克

調料：葱花、鹽各適量

做法：

① 海帶洗淨，切成絲；黃豆洗淨，用清水浸泡 6 小時，撈出瀝水。

② 鍋中加適量清水，倒入泡好的黃豆、海帶，煮至熟爛。

③ 加適量鹽調味，出鍋前撒少許葱花即可。

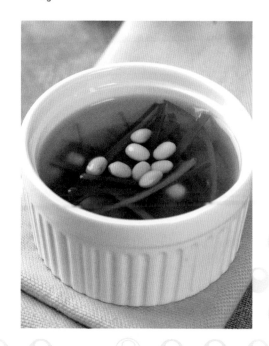

洋葱
宜這樣吃

高血脂患者宜吃洋葱

洋葱所含的前列腺素 A 是優質的血管擴張劑，能夠降低血管所受阻力、促使鈉元素排出體內，有降低血管脆性、擴張血管、降低血液黏度的作用。高血脂患者經常食用洋葱，可有效減少心血管併發症的發生。

| 洋葱蜂蜜醋 |

✂ 原料：洋葱 2 個

🍶 調料：醋、蜂蜜、鹽各適量

✒ 做法：

❶ 洋葱去皮、洗淨，切成薄片，用冷水浸泡後瀝乾水分。

❷ 鍋中倒入醋和鹽，加熱至約 35℃，關火，待溫涼後加入蜂蜜，攪拌至其溶解。

❸ 加入洋葱片，放涼後把做好的洋葱蜂蜜醋放入密封容器內冷藏即可。

| 洋葱圈煎蛋 |

✂ 原料：洋葱 50 克，雞蛋 100 克

🍶 調料：植物油、豉油、鹽各適量

✒ 做法：

❶ 洋葱去皮、洗淨，從中間比較大的地方切成圈。

❷ 雞蛋打散，製成蛋液，調入適量鹽拌勻。

❸ 油鍋燒熱，放入洋葱圈，改小火，在洋葱圈中淋入蛋液，兩面煎熟後盛出，淋少許豉油即可食用。

| 木耳拌洋葱 |

✂ 原料：洋葱、水發木耳各 100 克

🍶 調料：辣椒油、豉油、白醋、白糖、鹽各適量

✒ 做法：

❶ 洋葱去皮、洗淨，切成絲。

❷ 木耳洗淨，切絲，入沸水中焯半分鐘，撈出過涼。

❸ 將洋葱絲、木耳絲放入盆中，倒入辣椒油、豉油、白醋、白糖、鹽拌勻即可。

| 酸辣洋葱馬鈴薯絲 |

✂ 原料：馬鈴薯 150 克，洋葱 100 克，青、紅辣椒各 15 克

🍶 調料：薑絲、乾紅辣椒段、植物油、鹽各適量

✒ 做法：

❶ 馬鈴薯洗淨、去皮，切絲；洋葱去皮、洗淨，切絲；青、紅辣椒洗淨，切絲。

❷ 油鍋燒熱，下薑絲、乾紅辣椒段爆香，放入馬鈴薯絲翻炒，再放入洋葱絲、青紅辣椒絲，調入適量鹽，繼續炒熟即可。

竹筍
宜 這 樣 吃

高血脂患者宜吃竹筍

竹筍含有豐富的纖維素，可以加快胃腸道蠕動，縮短人體對脂肪吸收的時間，並將附著在腸道裡的脂類沉積物和毒素黏裹排出體外。纖維素可與膽酸結合排出體外，促使膽固醇向膽酸轉化，從而降低膽固醇水平，防止血脂異常。

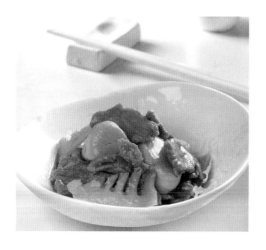

┃ 竹筍銀耳湯 ┃

- 原料：乾竹筍 300 克，銀耳 20 克，雞蛋 50 克
- 調料：鹽適量
- 做法：
① 將竹筍、銀耳分別用清水浸泡 6 小時，再用溫水洗淨，竹筍切段，銀耳去蒂、撕碎；雞蛋打散，製成蛋液。
② 鍋中加適量清水，大火煮沸，放入竹筍、銀耳，淋入蛋液，改小火煮 5 分鐘，加適量鹽調味即可。

┃ 鮮筍板栗肉 ┃

- 原料：竹筍 300 克，板栗 100 克，豬肉 150 克
- 調料：黑胡椒、生粉水、植物油、豉油、料酒、白糖、鹽各適量
- 做法：
① 竹筍煮熟切片；板栗入沸水鍋中焯燙，剝去皮；豬肉切厚片，焯水，洗淨。
② 油鍋燒熱，放入竹筍片、豬肉片、板栗翻炒，加入黑胡椒、豉油、料酒、白糖、鹽調味。
③ 再加入適量清水煮開，改小火燒至入味，收濃湯汁，用生粉水勾芡即可。

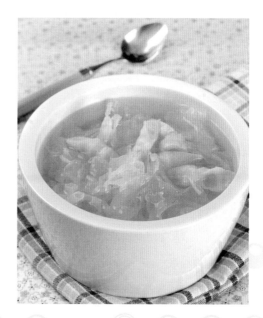

大蒜
宜這樣吃

高血脂患者宜吃大蒜

大蒜中的酸辣素能降低血液中膽固醇和甘油三酯的含量，每天食用有助於將血脂控制在正常範圍內。大蒜精油具有抑制血小板凝集的作用，可抑制血小板與纖維蛋白的結合，從而防止脂質在血管壁上沉積，預防動脈粥樣硬化和血栓形成。大蒜還具有降血壓、降血糖的功效，可防止高血脂誘發高血壓或高血糖。

| 蒜泥茄子 |

- 原料：茄子 200 克，大蒜 1 個
- 調料：麻油、辣椒油、豉油、鹽各適量
- 做法：
1. 將茄子清洗，切成長條，放入蒸鍋中隔水蒸熟，取出，放盤中涼涼。
2. 大蒜去皮、洗淨，切成細末，放入碗中，倒入豉油、辣椒油、麻油、鹽拌勻成味汁。
3. 將味汁澆在茄子上，拌勻即可。

| 蒜蓉西蘭花 |

- 原料：西蘭花 300 克，花生碎 10 克
- 調料：蒜蓉、生粉水、植物油、鹽各適量
- 做法：
1. 將西蘭花洗淨，掰成小朵，入沸水中焯燙至稍微變顏色後立即撈出。
2. 油鍋燒熱，放入蒜蓉炒出香味，倒入西蘭花翻炒。
3. 西蘭花快熟時加入生粉水和鹽，攪拌均勻至芡汁黏稠，出鍋裝盤後撒上花生碎即可。

| 蒜蓉烤蝦 |

- 原料：蝦 20 隻，蒜泥 20 克
- 調料：黑胡椒、橄欖油、料酒、魚露、鹽各適量
- 做法：
1. 蝦處理乾淨，倒入料酒、魚露醃 1 小時。
2. 蒜泥中放入橄欖油、黑胡椒和鹽攪拌均勻。
3. 將拌好的蒜泥放在蝦肉上，放入烤箱中烤熟即可。

| 蒜蓉娃娃菜 |

- 原料：娃娃菜 300 克，蒜末、青椒各 20 克
- 調料：乾紅辣椒段、豆瓣醬、植物油、鹽各適量
- 做法：
1. 娃娃菜洗淨，切成段，入沸水中煮熟；青椒洗淨，切成絲。
2. 油鍋燒熱，下乾紅辣椒段、豆瓣醬翻炒，倒入蒜末炒至金黃，放入青椒絲稍炒。
3. 放入娃娃菜炒 1 分鐘，加少許鹽調味即可。

核桃
宜 這 樣 吃

高血脂患者宜吃核桃

核桃含有豐富的不飽和脂肪酸以及鋅、錳、鉻等微量元素，這些營養素對於促進人體膽固醇代謝、保護心血管健康都具有良好的作用，常吃核桃有降低膽固醇、防止動脈粥樣硬化的功效。

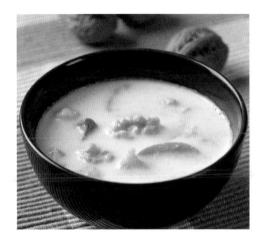

奶湯鮮核桃仁

🥄 原料：牛奶 500 毫升，核桃仁 200 克，蘑菇 50 克，椰菜花、火腿各 20 克

🥢 調料：麻油、鹽各適量

🍳 做法：

❶ 核桃仁洗淨，入沸水中焯一下，撈出瀝水。

❷ 蘑菇洗淨，從中間切開，焯水；椰菜花洗淨，掰成小朵，焯水；火腿切片。

❸ 鍋中加牛奶煮沸，放入核桃仁、椰菜花，大火燒沸，放入火腿片稍煮，加適量鹽調味，淋少許麻油即可。

核桃瘦肉紫米粥

🥄 原料：紫米 50 克，核桃仁 2 個，瘦肉碎 30 克

🥢 調料：鹽適量

🍳 做法：

❶ 紫米淘洗乾淨，核桃仁切碎。

❷ 鍋中加適量清水，大火煮沸，下紫米煮 20 分鐘後，加入核桃仁和瘦肉碎熬煮。

❸ 再次煮沸後改小火，熬至紫米軟爛黏稠，加適量鹽調味即可。

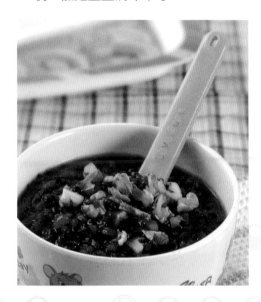

花生
宜這樣吃

高血脂患者宜吃花生

花生含有豐富的不飽和脂肪酸、B族維他命、維他命C、維他命E、膽鹼、卵磷脂、植物固醇以及鋅、硒等礦物質，這些營養素具有良好的降低血液膽固醇含量、防治心血管疾病的功效，是高血脂、動脈粥樣硬化、冠心病患者的食療佳品。

| 花生豆豆粥 |

🥄 原料：粳米 100 克，花生、黃豆、綠豆、紅豆、黑豆各 30 克

🥄 調料：無

🍴 做法：

❶ 將花生及各種豆子分別洗淨，用清水浸泡 2 小時。

❷ 鍋中加適量清水，倒入洗淨的粳米、花生和各種豆子，大火煮沸後改小火熬煮成粥即可。

| 龍眼紅棗花生湯 |

🥄 原料：花生 100 克，龍眼 50 克，紅棗 20 克

🥄 調料：紅糖適量

🍴 做法：

❶ 花生、紅棗分別洗淨；龍眼去皮、核，洗淨。

❷ 鍋中加適量清水，放入花生、龍眼、紅棗，大火煮沸後改小火慢燉。

❸ 至所有食材熟爛後，加適量紅糖調味即可。

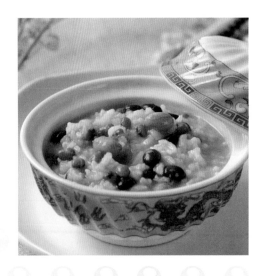

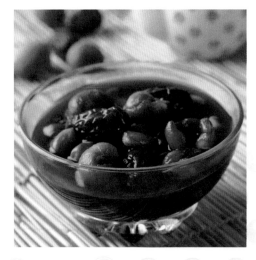

蝦
宜 這 樣 吃

高血脂患者宜吃蝦

蝦中所含的牛磺酸能降低人體內的膽固醇，調節人體代謝，還有降低血壓的功效。蝦中含有大量的鎂元素，具有調節心臟活動、保護心血管系統、減少血液中膽固醇含量的作用，對高血脂、動脈粥樣硬化、心肌梗塞等疾病有良好的預防作用。

┃ 腰果蝦仁 ┃

- 原料：蝦仁 300 克，芹菜 150 克，腰果 100 克
- 調料：生粉水、植物油、麻油、料酒、鹽各適量
- 做法：
1. 蝦仁洗淨，加鹽、料酒、生粉水抓勻上漿，入油鍋中滑熟，撈出瀝油。
2. 芹菜擇洗乾淨，切成小段；腰果入熱油鍋炸至淺黃色，撈出放涼。
3. 油鍋燒熱，下蝦仁翻炒，下芹菜繼續翻炒，加適量鹽調味，撒上腰果，淋少許麻油，炒勻即可。

┃ 西蘭花炒蝦仁 ┃

- 原料：西蘭花 300 克，蝦仁 200 克
- 調料：蒜片、植物油、料酒、鹽各適量
- 做法：
1. 蝦仁洗淨；西蘭花洗淨，掰成小塊，入沸水中焯一下，撈出瀝水。
2. 油鍋燒熱，下蒜片熗鍋，倒入蝦仁，翻炒至蝦仁變色，加適量料酒調味。
3. 倒入西蘭花，調入適量鹽，炒熟即可。

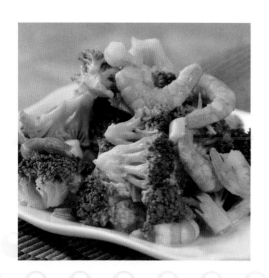

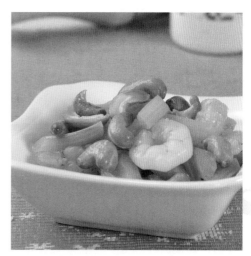

帶魚
宜這樣吃

高血脂患者宜吃帶魚

帶魚富含脂肪、蛋白質、維他命 A、不飽和脂肪酸、磷、鈣、鐵、碘等多種營養成分。但帶魚的脂肪多由不飽和脂肪酸構成，具有降低膽固醇和軟化血管的功效。帶魚的銀脂中富含卵磷脂，能減少細胞的死亡率，延緩人腦衰老。帶魚中富含鎂元素，能保護心血管系統，有助於預防心血管疾病。

| 煎蒸帶魚 |

- 原料：帶魚 200 克、雞蛋 2 個
- 調料：葱絲、葱段、薑片、蒸魚豉油、麵粉、植物油、料酒、鹽各適量
- 做法：
1. 帶魚處理乾淨、切塊，兩面切口用料酒、鹽醃漬 10 分鐘。
2. 魚塊裹上麵粉，蘸滿蛋液，用少量油煎至呈金黃色。
3. 將煎好的魚塊放置盤中，倒上蒸魚豉油，放上葱段、薑片上鍋蒸 10 分鐘，出鍋後撒上葱絲即可。

| 淮山燉帶魚 |

- 原料：帶魚 300 克，淮山 100 克，百合 20 克
- 調料：鮮湯、葱、薑、鹽各適量
- 做法：
1. 帶魚去內臟，洗淨切塊；淮山去皮，洗淨切片；百合掰成小塊，洗淨；葱切成葱花，薑切片。
2. 鍋中加適量鮮湯煮沸，放入帶魚、薑片、淮山大火煮沸，轉小火慢燉。
3. 燉至帶魚熟後加百合燉熟，加鹽調味，撒葱花出鍋即可。

| 紅燒帶魚 |

- 原料：帶魚 300 克
- 調料：葱花、薑末、蒜末、生粉、植物油、豉油、醋、料酒、白糖、鹽各適量
- 做法：
1. 帶魚處理乾淨，切成段，入熱油鍋炸至兩面呈金黃色，撈出瀝油。
2. 鍋內留底油燒熱，下葱花、薑末、蒜末爆香，加適量清水，放入適量豉油、醋、料酒、白糖、鹽。
3. 放入帶魚，大火煮沸，改小火慢燒；待帶魚熟透入味，用生粉水勾芡即可。

| 茼蒿燉帶魚 |

- 原料：帶魚 400 克，茼蒿 200 克
- 調料：葱花、薑末、骨湯、鹽、胡椒粉、花生油、料酒各適量
- 做法：
1. 將帶魚去內臟洗淨，切成段，用料酒醃一下；茼蒿洗淨切段，用開水焯一下。
2. 鍋內加花生油燒熱，下入帶魚煎至兩面發黃，加葱花、薑末、骨湯，燉至湯汁呈奶白色。
3. 放入茼蒿、鹽、胡椒粉調味，去浮沫，略燉片刻出鍋即可。

高血脂患者 宜/ 吃 6 種水果

蘋果：蘋果是對人體十分有益的水果，對於降血脂也很有幫助。因為蘋果中富含可溶性膳食纖維──果膠，能降低膽固醇；蘋果中含有的維他命 H 是脂肪和蛋白質正常代謝不可或缺的物質；蘋果還含有大量的維他命 C，可保護心臟和血管。

橙子：橙子是高血脂患者不能錯過的水果，具有明顯的降脂效果。橙子中富含豐富的維他命 C，能加速體內膽固醇轉化，降低血液中血脂含量。並且橙子中含有的維他命 P 能增強維他命 C 的功效，增強毛細血管的彈性，對高血脂者預防動脈硬化十分有益。另外，橙子中還含有類黃酮和檸檬素，可降低低密度脂蛋白含量，提高高密度脂蛋白含量，能在一定程度上防治高血脂。

山楂：山楂也是降低血脂不可缺少的水果，其中含有豐富的胡蘿蔔素、維他命 C、黃酮類物質以及乙醯膽鹼等營養素，有擴張血管、軟化血管、改善心臟功能、降低膽固醇的功效，非常適合高血脂患者食用。高血脂患者除了食用新鮮的山楂外，還可每天用乾山楂泡水喝。

香蕉：香蕉是公認的潤腸通便的好食物，每天適量食用能促進體內多餘脂質的代謝和排出，能在一定程度上起到降低血脂的作用。香蕉還是低鈉高鉀食材，能降低血壓，保護血管，預防心血管疾病的發生。

奇異果：奇異果鮮嫩多汁，十分可口，還具有較高的藥物價值。奇異果中含有維他命 C、維他命 E、維他命 K 等多種對人體有益的維他命，具有抗氧化、保護心血管的功效。不僅如此，奇異果中還富含精氨酸，可有效改善血液流動，阻止血栓的形成，可防止高血脂併發動脈硬化、冠心病、心肌梗塞等疾病。

荔枝：荔枝也是非常適合高血脂患者食用的水果，荔枝中含有豐富的維他命 C 和蛋白質，能增強高血脂患者的免疫力和心血管功能，尤其可改善微細血管的血液循環，降低膽固醇和甘油三酯含量。需要提醒的是，不宜一次性食用過多或連續食用，以免上火。

高血脂患者 /忌 不吃早餐

早餐的均衡營養，對人體一天的活動起著十分重要的作用，不吃早餐不僅容易引起腸胃功能紊亂，而且常常會在中午時攝入過多的飲食。這時食物如果不能及時被人體消化，很容易轉化為脂肪儲存在體內，形成導致高血脂的危險因素。另外，長期進食不規律，還會造成肝臟的代謝功能紊亂，反過來又會影響脂肪的代謝過程。因此，高血脂患者忌不吃早餐。

高血脂患者 忌 晚餐過量

俗話説:「晚飯要吃少」,這其實是有一定科學道理的。高血脂患者晚餐也不宜吃得太多,因為晚餐後人的活動量減少,飲食中的熱量就會轉變為脂肪儲存在體內,導致體內的膽固醇升高。晚餐吃得過多,還會刺激肝臟製造更多的低密度脂蛋白與極低密度脂蛋白,從而誘發動脈粥樣硬化。

另外,長期晚餐過量,還會刺激胰島素的分泌,加重胰島 B 細胞的負擔,進而為糖尿病埋下隱患。此外,晚餐也不宜吃得過晚,不然會影響腸胃和肝臟的休息,長此以往,也不利於人體健康。

高血脂患者 忌 暴飲暴食

暴飲暴食指的是一些人常常一次性喝大量飲品,如水、飲料、酒等,或一次性進食大量的食物,這樣不僅會加重肝、腎、腸胃等器官的代謝負擔,而且,由於人的腸胃無法在短時間內消化這些食物,還會使大量的脂肪和毒素堆積在體內,容易引起血脂升高。暴飲暴食容易出現在節假日期間,人們聚餐的機會較多,而且在心情高興時,會不知不覺地攝入大量的食物,所以高血脂患者在節日期間更要控制好自己的飲食。

高血脂患者 忌 過分節食

對於高血脂患者來説,合理控制飲食的攝入量,能防止血脂升高。同時,我們也知道食物中的膽固醇和甘油三酯在參與人體的生理活動中起著非常重要的作用。如果患者過分節食,減少膽固醇和甘油三酯的攝入,會影響正常的生理過程;過分節食,還會造成營養不良,進而加重病情。

高血脂患者 忌 偏食挑食

高血脂患者不要偏食挑食,因為偏食挑食不能保證飲食的全面均衡,容易導致機體缺乏某些營養素。如果綠葉蔬菜攝入較少,容易導致體內缺乏維他命 C,而維他命 C 具有降低膽固醇,防止動脈粥樣硬化的功效;如果豆製品吃得少,則不利於體內膽固醇的排泄;如果拒絕食用大蒜、洋蔥等食物,則也不能享受大蒜和洋蔥中營養素所帶來的降脂功效。

高血脂患者 /忌 拒絕食用脂類食物

研究發現，攝入過量的脂類食物，是引發高血脂的元兇之一。於是，有一些高血脂患者為控制病情，而拒絕食用脂類食物，其實這樣做是不正確的。脂肪是人體重要的組成部分，能為人體提供能量，並存儲起來，還能提供必需的脂肪酸，並具有保護人體器官、防寒保暖的作用。另外，很多食物必須在脂肪的幫助下才能完成消化吸收，如果長期拒絕脂類食物，就會導致機體消瘦、抵抗力下降。所以，高血脂患者只有合理地攝入脂類食物，才能保證機體健康。

高血脂患者 /忌 長期素食

高血脂就是體內的脂肪遠遠超出了正常的需要，於是有些患者認為吃素食就不會導致血脂升高了。一般來說，如果患者不吃肉類食品，就可能主動攝入大量的主食來使自己產生飽腹感，為機體活動提供充足的熱量。而過量的碳水化合物在體內則會轉化為甘油三酯，時間長了也會造成血脂升高。另外，長期素食還會造成營養缺乏或營養失衡，容易引發糖、脂肪代謝紊亂，也會間接引發高血脂。因此，高血脂患者忌長期素食。

高血脂患者 /忌 進補過度

高血脂患者身體因久病而變得十分虛弱，尤其是在秋季，身體經過一個夏季的消耗，更需要適當進補。需要注意的是，一些補品如羊肉、鴨肉、排骨中含有較多的脂肪，高血脂千萬不要胡亂進補，進補過頭還可能導致膽固醇升高，加重病情。所以，高血脂患者在進補時，要控制肉類食品的攝入，並多吃富含膳食纖維的蔬菜和水果。高血脂患者選擇藥膳進補時，應以「涼補、平補」為原則，並在專業醫師的指導下進行調配。

高血脂患者 /忌 長期吃精米精麵

精細食物雖然口感較好，但長期食用不利於人體健康。精米精麵都是經過加工的食品，在去掉了不好吃的部分的同時，也去掉了一部分營養物質和纖維物質。研究發現，飲食過於精細化，會導致體內缺乏維他命 B_1，而維他命 B_1 是體內脂肪轉化為熱量的重要營養素，缺乏維他命 B_1 就會導致脂肪在體內積聚。精米精麵中大多不含膳食纖

維，腸胃的蠕動緩慢，容易引起便秘，不利於體內多餘的脂質及時排出體外。因此，高血脂患者忌長期吃精米精麵。

高血脂患者 忌 高脂肪飲食

高脂肪的食物中含有較多的飽和脂肪酸，脂肪容易沉積在血管壁上，增加血液黏稠度，會導致血脂含量不斷升高。長期攝入高脂肪的食物，可使體內甘油三酯比例升高，加速血液凝固，增加血栓的風險。因此，高血脂患者最好不要吃高脂肪的食物，如果吃的話，每日的脂肪攝入量最好控制在總能量的 30% 以下，其中飽和脂肪酸的攝入量應控制在 7% 以下。

高血脂患者 忌 高膽固醇飲食

膽固醇是人體不可缺少的營養物質，但攝入過多的膽固醇對人體是有害無益的，尤其是對高血脂患者而言，膽固醇食物攝入過多，會導致體內膽固醇的含量增加，容易導致血管變窄，甚至堵塞，形成動脈粥樣硬化。海產品中的膽固醇通常不是很高，一些蝦、蟹、沙甸魚等中膽固醇的含量雖然相對較高，但大多集中在頭部，只要在食用時去掉就可以。

高血脂患者 忌 高熱量飲食

高熱量的食物對於減肥者而言是「敵人」，對於高血脂患者也是。當攝入的熱量遠遠超過自身消耗的熱量時，多餘的熱量就會轉化為脂肪並儲存在體內。加之攝入了較多高熱量的食品，當飲食中缺乏使體內脂肪組織轉化為熱量的維他命 B_1、維他命 B_6 及菸酸等營養素時，那麼脂肪轉化為熱量的過程就會受阻，從而使脂肪在體內不斷堆積，不僅會形成肥胖，還會促使血脂升高。

高血脂患者 忌 高糖飲食

糖類是人體不可缺少的能量來源之一，正常三餐攝入的糖類，可以滿足人體正常的生命活動所需，但如果進食過量，就會在肝臟中轉化為甘油三酯而堆積起來，容易引起血脂升高。醫學研究表明，攝入過多的糖還會使血液呈酸性，不利於血液循環，會降

低血液的流速，易使血脂沉積在血管壁上。另外，過多的糖分會刺激胰島素分泌，使交感神經活性增強，刺激血管收縮，容易引發高血糖和高血壓，而這兩種疾病也是誘發高血脂的因素。

高血脂患者 ／忌 高鹽飲食

研究表明，高鹽的飲食習慣對人體的健康十分不利，長期攝入高鹽飲食會對身體的多個器官和組織造成影響。高鹽的攝入會導致血管內層的內皮功能減弱，進而降低其血液凝固和免疫功能，會增加動脈的硬度，對高血脂患者而言，其危險性還會大大增加。另外，攝入較高的鹽分，還會導致鈣元素的流失，容易引發骨質疏鬆等一系列疾病。所以，高血脂患者的飲食宜清淡，少吃罐頭、麻辣燙等含鹽過高的食品。

高血脂患者 ／忌 吃辛辣食物

辛辣、刺激的食物容易使人上火，導致大便乾燥，出現便秘。這樣經腸胃消化、吸收過的食物殘渣，就會在腸道中囤積。腸道不通時，還會使脂肪堆積在腹部，導致血脂上升。所以，高血脂不宜吃辛辣的食物。

高血脂患者 ／忌 吃動物內臟

多數人比較偏愛動物肝臟，認為它可以「以臟補臟」，對於這一說法，其實大家應根據具體情況科學、冷靜地對待。動物內臟在含有較高營養價值的同時，也含有較多的膽固醇，如果攝入過多的內臟，就會導致膽固醇沉積在血管壁上。一旦血管堵塞，人體器官便會因無法從血液中吸取足夠的氧氣和養料而發生壞死。因此，高血脂患者忌吃動物內臟，如豬肝、豬腎、雞肝、鴨肝等。

高血脂患者 ／忌 吃動物油

人們日常食用的油脂分為動物油和植物油兩大類，通常大多數動物油中的飽和脂肪酸含量較高，人體肝臟可以將飽和脂肪酸轉化為膽固醇，會引起血液中「壞膽固醇」含量升高。因此，高血脂患者不宜食用豬油、羊油等動物油。
另外，一些植物油中是飽和油脂，如椰子油、棕櫚子油，若經常食用這類植物油，也可導致血脂升高。

高血脂患者 / 忌 吃羊骨髓

羊骨髓有養血滋陰、補精益髓的功效，但「骨髓」中含量最豐富的就是油脂，也就是脂肪，多食後容易導致肥胖，對控制血脂十分不利。羊骨髓的膽固醇含量也不容小覷，所以高血脂患者應儘量避免食用羊骨髓、豬骨髓、牛骨髓等食物。

高血脂患者 / 忌 多吃香腸、午餐肉

香腸和午餐肉都是以雞肉或豬肉為原料加工而成的，其中還添加了一定的澱粉和辛香料，其熱量和脂肪含量較高，容易引發肥胖，使血脂含量升高。為了保證產品的鮮美，還會添加一定量的防腐劑——苯甲酸鈉，雖然毒性較低，但過量食用後，也會導致毒性積聚，影響人體健康。高血脂患者在食用香腸和午餐肉時，不宜多吃，最好搭配一些應季的新鮮蔬菜。

高血脂患者 / 忌 多吃鴨蛋

鴨蛋和雞蛋一樣營養豐富，但兩者的蛋黃中均含有較多的膽固醇。一般，每 100 克的鴨蛋中就含有 565 毫克的膽固醇，食用後易使血清膽固醇水平升高，增加了併發動脈粥樣硬化、冠心病的可能性。所以，高血脂患者平時不宜多吃鴨蛋，每天食用最好不要超過 1 個。

高血脂患者 / 忌 吃松花蛋

松花蛋又叫皮蛋，不但是美味佳餚，而且還有一定的藥用價值。不過，高血脂患者應忌吃松花蛋。因為松花蛋含有較多的低密度脂蛋白膽固醇，食用後容易導致體內膽固醇濃度升高，並容易在血管內壁上堆積，容易誘發動脈粥樣硬化、冠心病等一系列的心血管疾病。另外，松花蛋中含有一定量的鉛，過多食用後容易引起鉛中毒，還會影響體內鈣的吸收。

高血脂患者 /忌 吃鵪鶉蛋

鵪鶉蛋屬高膽固醇食品，每 100 克鵪鶉蛋中就含有 515 毫克的膽固醇，高血脂患者食用後容易使血清膽固醇水平升高，增加患心血管併發症的風險。鵪鶉蛋中脂肪的含量也較高，食用過多後易引起血脂升高，體重增加，對控制血脂十分不利。因此，高血脂患者最好不要吃鵪鶉蛋。

高血脂患者 /忌 吃魷魚乾

魷魚乾中膽固醇和熱量較高，每 100 克中含有 871 毫克的膽固醇，食用後容易使血清膽固醇升高。此外，攝入過多的魷魚乾，還會使體內過剩的熱量轉化為脂肪，使脂肪含量升高，導致肥胖，不利於高血脂患者控制體重。

高血脂患者 /忌 吃蟹黃

蟹黃營養豐富，有很好的滋補作用。但是，其膽固醇含量很高，食用後會引起血清膽固醇水平升高。若過量食用，會使膽固醇堆積在血管的內皮上，還可形成脂斑，引發動脈粥樣硬化。若動脈粥樣硬化發生在心、腦、腎等重要器官，嚴重時可引發生命危險。因此，高血脂患者不要吃蟹黃。

高血脂患者 /忌 吃魚子

魚子營養豐富，但是膽固醇含量很高，不但可使血清膽固醇水平升高，而且低密度膽固醇在血管內皮的堆積還可誘發動脈粥樣硬化、冠心病等心血管併發症。魚子與魚肉相比，不易煮熟，食用後很難消化，所以高血脂患者吃魚時，不宜食用魚子。

高血脂患者 /忌 吃榴槤

榴槤中含有的糖分較多，過量食用後導致體內大量的糖分聚集，若這些糖分不能被及時消耗，便會轉化為脂肪，不利於控制血脂。榴槤中還含有大量的飽和脂肪酸，多吃可使血液中總膽固醇含量升高，會加重高血脂病情，導致血管栓塞、血壓升高，甚至導致冠心病、中風。因此，高血脂患者最好不要吃榴槤。

高血脂患者 忌 多吃柚子

柚子營養豐富且含糖量低,具有降血糖、降血脂、保護血管彈性的作用。但柚子中含有一種活性物質,對人體腸道的酶具有抑制作用,會干擾降脂藥物在體內的代謝,會使血液中藥物濃度升高。而高血脂患者需長期服藥,如同時吃柚子,從某種程度上來說相當於服用了過量的降脂藥,反而不利於高血脂患者控制病情。所以,高血脂患者不宜過多食用柚子,並且儘量避免與藥物同食。

高血脂患者 忌 吃植物奶油

奶油中熱量和脂肪含量較高,容易引起肥胖,對降低血脂十分不利。尤其是市面上的植物奶油,也稱為「人造奶油」或「氫化油」,在製作的過程中,部分脂肪改變為反式脂肪。這種反式脂肪不僅不是人體所需的營養素,而且食用後很難被身體分解代謝出去,容易囤積在細胞或血管壁上,其引起心血管疾病的概率是飽和脂肪酸的 3~5 倍。所以,高血脂患者忌吃植物奶油,食用天然奶油時也不宜多吃。

高血脂患者 忌 吃朱古力

我們都知道朱古力是高糖、高熱量的食物,食用後很容易引起肥胖、糖尿病。朱古力對高血脂的危害就在於其含糖量較高,過多的糖分就會在體內轉化為脂肪堆積在體內,容易導致血液中的脂肪和膽固醇水平升高,從而產生高血脂,還大大增加了患心血管疾病的風險。所以,高血脂患者儘量不要吃朱古力。

高血脂患者 忌 吃薯片

薯片雖然是由馬鈴薯加工而成,但在加工過程中水分減少,膳食纖維被破壞,加上調味品的添加,使薯片成為了高熱量、高脂肪、高鹽的食品。經常食用薯片,容易使人發胖,不利於高血脂患者控制體重。薯片中還含有致癌物質——丙烯醯胺,過量食用,會增加患癌症的風險。因此,高血脂患者忌吃薯片。

高血脂患者 /忌 吃方便麵

方便麵是一種高熱量、高脂肪、高碳水化合物的食物，尤其是在製作過程中使用了大量的棕櫚油，其含有的飽和脂肪酸會加速高血脂患者動脈粥樣硬化的形成。另外，方便麵中鈉的含量極高，食用後容易引起血壓升高，增加了併發高血壓等心血管疾病的風險。因此，高血脂患者最好不要吃方便麵。

高血脂患者 /忌 吸煙

煙草在燃燒的過程中，會產生多種有害物質，會損害血管功能，破壞血管壁的結構。許多研究發現，吸煙者體內的高密度脂蛋白膽固醇水平要低於不吸煙者，吸煙與高密度脂蛋白膽固醇水平呈負相關。吸煙會使體內的交感神經興奮，會刺激體內產生一種叫作兒茶酚胺的物質，這種物質會增加血液中的游離脂肪酸，進而會導致肝臟產生更多的極低密度脂蛋白膽固醇和甘油三酯，使血脂濃度升高。另外，實驗研究發現，暴露於煙霧中的低密度脂蛋白易被氧化修飾形成氧化低密度脂蛋白，這種氧化低密度脂蛋白是直接引起動脈粥樣硬化的主要物質。

吸煙雖然作為動脈硬化的危險因素，但其對血管和血脂的影響是可逆的。只要停止吸煙，就會大大降低患冠心病的危險程度，戒煙一年，血清高密度膽固醇水平可恢復至正常水平。

高血脂患者 /忌 過度飲酒

酒精是一把雙刃劍，適當飲酒有益於身體健康，過度飲酒則會嚴重損害人體健康，酒精對血脂的影響也是如此。適量飲酒有利於降血脂，而過度飲酒，不僅會損傷肝臟，影響肝臟對脂質的代謝過程，還會抑制脂蛋白脂肪酶，促使肝臟合成低密度脂蛋白，甘油三酯濃度升高，會加速動脈粥樣硬化。所以，每月的飲酒量最好控制在550~1500克，並且應避免飲用烈性酒。

高血脂患者 /忌 口渴後再喝水

高血壓患者切忌口渴後再喝水，因為當你口渴時，身體已經脫水了。身體脫水不僅會使人出現精神不振、口乾舌燥，還會導致肝、腎功能下降，影響脂肪的代謝過程，使

脂肪積聚。另外，水分不足，還會導致血容量減少，血液濃縮，血液黏稠度增高，容易誘發血栓。

高血脂患者 忌 多喝雞湯

雞湯營養美味，是常見的滋補佳品，但並不是任何人都適合喝雞湯。因為雞湯在熬煮的過程中，雞皮、雞肉、雞油和雞骨中的水溶性蛋白質和脂肪會溶解在湯中，雞湯中的蛋白質含量僅為雞肉的 7% 左右，但雞湯中的脂肪大多屬飽和脂肪酸，高血脂患者飲用後，會使體內膽固醇的含量升高，容易加重病情。

高血脂患者 忌 長期喝純淨水

高血脂患者不要長期喝純淨水，因為純淨水中鈣、鎂等礦物質元素的含量微乎其微，而鎂能促進脂質的代謝，若血液中鎂濃度降低，就會直接導致血脂增高。如果長期飲用純淨水，又很難通過其他渠道補充鎂元素，就可能導致體內缺乏鎂元素，導致脂質代謝障礙。

高血脂患者 忌 飲濃茶

前面我們已經提到過，高血脂患者適宜飲茶，因為飲茶能起到調節血脂的作用。但不宜飲用濃茶，這是因為濃茶對人體會產生較強的興奮作用，易引起心悸、失眠、呼吸急促等症狀。濃茶還會引起胃黏膜收縮，抑制消化液的分泌，不僅容易引起胃病，而且還易使食物中的脂肪堆積在腸胃中，引起血脂升高，從而加重高血脂、心血管疾病的病情。

高血脂患者喝咖啡 忌 過量

現在很多人都有喝咖啡的習慣，適量飲用咖啡不僅能緩解疲勞、振奮精神，提高工作效率，還能增加高密度脂蛋白含量。但如果大量飲用，則會導致血液中游離脂肪酸增加，血膽固醇升高，容易引起冠心病。一般，每天飲用咖啡不宜超過 2 杯。

另外，咖啡中含有一種危害心血管健康的油性物質，這種物質與煮咖啡的方式有關，浸泡式煮法，能增加咖啡豆與熱水的接觸時間，容易提取出大量的油性物質，而高壓蒸汽或懸滴式的煮法，這種油性物質被提取出來的較少。

第三章

高血脂患者運動康復宜忌

有些高血脂患者嚴格控制飲食，但血脂控制仍然不盡如人意，這是因為血脂不僅來自食物，身體內部也會產生內源性血脂，必須配合運動療法，才能收到良好的降脂效果。高血脂患者堅持適量、適當的運動，對疾病的改善頗為有益，還能防範併發症的發生。

宜 知道運動為何能降血脂

如果我們經常吃得多，而動得少，那麼體內多餘的熱量就會以甘油三酯的形式儲存在體內。科學研究發現，運動能明顯降低體內低密度脂蛋白膽固醇和甘油三酯的濃度，可以升高對心血管有益的高密度脂蛋白膽固醇的水平，幫助改善血脂構成，糾正人體脂質代謝異常。適量的運動還能改善血小板功能，防止血凝，降低血液的黏稠度，避免血管內產生「斑塊」。而且運動還可強健心肌功能，預防冠心病。

宜 把握好運動的強度

高血脂患者宜選擇中等強度的運動量，心率達到最大心率（220 − 年齡）的60%~70%。舉例來説，一位60歲的老人，運動以心率每分鐘96~112次為宜。那麼，在運動中該如何把握呢？
運動過程中自己數心率不太可能實現，可以佩戴血壓心率監測設備。另外，還可以通過自己的感覺來判定，如果在運動中感覺微微氣喘、出汗，但能夠説出完整語句，這樣的運動就是中等強度運動。

宜 掌握合適的運動量

運動量指的是運動給人體帶來的生理負荷，運動量主要受運動強度、運動時間和運動頻率的影響。如果運動量太少，對機體的代謝過程起不到明顯的作用，則不能有效地降低血脂；如果運動量過大，機體過於疲勞，反而會抑制脂蛋白代謝的活性，不利於脂肪分解，並且不利於長期堅持，達不到長久的降脂效果。

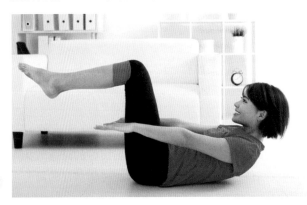

宜　注意運動時間

鍛煉必須達到足夠的時間，才能獲得生理上的有效作用。專家建議，高血脂患者進行中等強度運動的有效運動時間應達到 30~60 分鐘，同時鍛煉前應有 5~10 分鐘的熱身運動、鍛煉後應有 5~10 分鐘的整理運動。年輕的高血脂患者進行高強度運動，宜適當縮短運動時間，運動10~15 分鐘即可；如果進行低強度運動，可根據自己的情況，適當延長運動時間。

宜　選擇在傍晚運動

研究發現，下午 4~6 點是體內代謝激素分泌最活躍的時間段，此時運動要比其他時間段運動更能加速體內脂肪的代謝。高血脂患者在傍晚運動，能取得事半功倍的降脂效果。並且，傍晚人體大腦皮質的興奮性集中，機體對外界刺激的應激反應能力較強，肌肉活動的協調性和敏感性較好，利於身體快速進入運動狀態，可大大減少運動損傷的發生。

宜　做好運動計劃

懶惰是人的天性，當我們不想運動時，可能就會給自己找各種藉口。一個科學、系統的運動計劃，不僅可以幫助我們克服懶惰情緒，養成良好的運動習慣，同時也便於檢查運動降脂的效果，並及時根據自身的情況做出相應調整。運動計劃包括運動時間、運動項目以及想要達到的體重、降脂目標等，運動時間宜循序漸進地增加；運動項目宜豐富多樣，防止產生運動枯燥感；宜將長期目標分解為一個個短期目標，便於長期堅持。

宜　在運動前做好身體檢查

高血脂患者在運動前宜進行全面的身體檢查，瞭解自己的健康狀態，如各臟器的功能狀態、有無併發症等，從而為選擇合適的運動項目和運動量提供參考。健康或無嚴重併發症的高血脂患者、低密度脂蛋白膽固醇血症患者可參加一般強度的體育運動；如果患者併發輕度的高血壓、糖尿病或無症狀性冠心病，可在醫生指導下進行適量運動；如果合併嚴重併發症，則不宜運動。

宜 根據體質選擇運動

同樣運動項目和強度，有些人運動過後感覺神清氣爽、活力煥發，而有些人運動過後身體卻吃不消，這是為什麼呢？因為人與人的體質不同的，只有根據自己的體質選擇適合的運動，這樣才能取得事半功倍的效果。體質一般分為「實」和「虛」，對於體質「實」的高血脂患者適宜選擇中高強度的運動，而對於體質「虛」的高血脂患者則適宜選擇中小強度的運動。

宜 在運動中正確呼吸

如果你運動沒多久，就氣喘吁吁，感覺非常疲憊，這多是由不當的呼吸方式造成的。運動時，機體對氧氣的需求量大大增加，單用鼻呼吸從外界攝取的氧氣量不能滿足機體運動的需要，宜改為口鼻同時呼吸。用深呼吸代替淺呼吸，可最大限度地滿足機體對氧氣的需要，提高鍛煉效果。另外，呼吸要和運動的過程結合起來，一般胸廓擴大時吸氣，胸廓收縮時呼氣。

運動後 宜 多吃鹼性食物

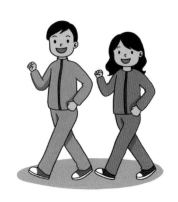

運動過後，我們往往會感覺肌肉酸脹、身體疲乏，這是因為運動時體內的糖、蛋白質、脂肪會大量分解，使內環境呈酸性。如果運動後補充大魚大肉，其分解的酸性產物反而會加重身體疲勞，還容易引起血脂升高。所以，高血脂患者運動過後，宜吃些鹼性食物來中和體內過多的酸，常見的酸性食物有蔬菜、番薯、蘋果、橘子等。

有氧運動最適 宜

運動方式主要分為有氧運動和無氧運動，有氧運動時肌肉收縮的能量主要來源於脂肪、糖原的有氧代謝，可消耗體內多餘的脂質，並提高血液中對抗動脈粥樣硬化的高密度脂蛋白膽固醇的濃度，有利於降低心血管疾病的發病率，對高血脂患者很有益處。另外，有氧運動還能提高心肺功能，增強機體免疫力。

宜/ 每天堅持步行

步行屬低強度的有氧運動，也是一項不錯的降脂運動。步行可減少甘油三酯和膽固醇在血管壁上的沉積，降低血糖轉化成甘油三酯的概率，增強血管彈性與心臟功能，促進人體血液循環和新陳代謝，減少腹部脂肪堆積，在降低血脂的同時有助於防治高血壓、糖尿病、冠心病、心肌梗塞、肥胖症等併發症。

步行由於強度低，每天至少需要步行 30 分鐘才能起到良好的降脂效果。需要提醒的是，高血脂患者不要把步行當成簡單蹓躂、散步，步行時應挺胸抬頭，前後甩臂。

高血脂患者 宜/ 快走

快走是一種比慢跑更安全、比散步更有效的有氧運動，是燃脂的理想運動方式，非常適合高血脂患者。快走能增強心肺功能，加快全身的血液循環，促進腸胃蠕動，及時排出膽固醇。

快走宜選擇在平地上進行，以免損傷關節。高血脂患者運動時，不要直接進行快走，宜先以緩慢、舒適的速度步行，然後逐漸加快步伐。快走的正確姿勢是：抬頭挺胸，使肩膀和臀部呈一條直線，自然擺臂，步伐要大，並將腰部中心置於所踏出的腳上。快走以每分鐘 120~140 步、心跳每分鐘 120 次，走後感覺輕鬆，細微有汗，無頭暈、噁心、疲勞的感覺為宜。

宜/ 適當進行倒行運動

倒行是養生專家們非常提倡的一種運動。倒著走使平時很少運動的脊椎和背肌得到鍛煉，緩解現代人因久坐引發的慢性疲勞，還有利於調暢氣血，加強體內的代謝過程。倒著走時，人必須抬頭、挺胸、收腹、提臀，可以消耗機體更多的能量，從而起到降脂、減肥的效果。另外，倒著走還能使小腦得到充分鍛煉，提高身體的靈活性和協調能力，延緩老年人活動能力下降。

進行倒行運動，最重要的就是保證安全，宜選擇路面平坦、人少的環境。倒行運動的重點是放鬆腰部，膝蓋不要彎曲，將重心放在後腿上，前腿發力，腳尖先著地，然後腳跟後著地。每天進行 20~30 分鐘的倒行運動就能取得不錯的鍛煉效果，但高齡者、嚴重心腦血管疾病、骨病重症和精神病患者不適宜倒行運動。

宜 常登樓梯降血脂

登樓梯是一項低強度的有氧運動，對人體大有好處。登樓梯可使心跳加快，心臟血液輸出量增加，血液循環加快，增強體質，還能促進脂質代謝，達到降脂的目的。

登樓梯雖然會消耗身體很多的熱量，但對心肺功能有較高的要求，若高血脂患者伴有嚴重的心肺疾病，則不宜進行此運動。每次登樓梯的運動時間不宜過長，以 10~15 分鐘為宜，如果高血脂患者在登樓梯的過程中感到不適，應立即停止，原地休息。鍛煉前應先活動腰、膝和踝關節，鍛煉時應穿軟底鞋，動作要輕緩，腳步儘量踏實，以免踏空跌倒，造成運動損傷。

宜 慢跑跑出好身體

慢跑的運動量不大、安全係數高，能消耗體內多餘的熱量和脂肪，幫助降低血脂。長期堅持慢跑，可增加脂肪中的脂酶活性，改善人體的新陳代謝，防止血脂升高。

慢跑對身體素質有一定的要求，年老體弱者不宜進行慢跑。高血脂患者跑步前宜先做一些準備運動，比如散步幾分鐘、伸展一下筋骨、活動一下關節等。慢跑時應保持深長而有節奏的呼吸，腹部深呼吸效果最佳，可以選擇兩步一呼、兩步一吸或者三步一呼、三步一吸，做到不憋氣、不喘粗氣、不面紅耳赤。剛開始慢跑的時間不宜過長，待身體適應後再增加鍛煉的強度和長度。

高血脂患者 宜 試試變速跑

慢跑和快跑雖然有一定的降脂功效，但長時間按固定速度跑步，心跳維持在同一頻率上，隨著時間的推移，機體逐漸適應，能量的消耗相對減少，降脂的效果就會相對減弱。變速跑是指人們在奔跑過程中不以恆定的速度奔跑，這樣不僅兼具跑步的益處，還能提高脂肪燃燒的效率。

高血脂患者運動時，可以先快走 5 分鐘，再慢跑 5 分鐘，然後轉為中速跑 5 分鐘，最後快跑 5 分鐘，之後再重複快走到快跑的變速循環。

宜 打羽毛球來降脂

羽毛球是一項全身運動，會運用上肢、下肢和腰部肌肉的力量，可達到鍛煉全身的目

的。打羽毛球能加快全身的血液循環，促進新陳代謝，對預防心血管病，強身健體非常有益。堅持打羽毛球，不僅能降低血脂，還有利於各功能系統恢復到最佳的生理狀態，使身心處於健康狀態。

高強度的羽毛球運動心率可達每分鐘 160~180 次，中強度運動心率可達每分鐘 140~150 次，低強度運動可達每分鐘 100~130 次。高血脂患者應根據自身情況，選擇適宜的強度，老年人高血脂患者一般活動 20~30 分鐘就可達到較好的降脂功效。需要注意的是，在撿球時，動作不宜過快過猛，以免因大腦供血不足而發生危險。

高血脂患者 宜 經常跳繩

跳繩是一個很好的有氧運動，可以促進人體的新陳代謝，消除多餘的脂肪，具有極佳的減肥、降脂功效。跳繩對心臟機能有著很好的促進作用，可以使人體獲得更多的氧氣，有利於維護心血管系統健康。並且，跳躍的過程能按摩腹腔中內臟，起到健體強身的作用。

跳繩最好選擇平坦、整潔、柔軟的地面，宜穿質地柔軟、重量輕的高幫鞋，避免腳踝受傷。跳繩時注意起跳不要過高，用前腳掌起跳和落地，避免用全腳或腳後跟落地，以免關節因過於負重而受傷。

宜 轉一轉呼啦圈

呼啦圈是一種低強度的運動方式，會運用到腰腹部、臀部和腿部的肌肉，能加快脂肪燃燒的速度，促進腸胃蠕動，排出體內多餘的脂質，降低體內的血脂濃度。

由於呼啦圈的運動強度並不是很強，唯有延長運動時間且持續性運動達到有氧運動的程度，這樣才可消耗身體儲存的脂肪及過多的熱量。專家建議，一般每週運動 3 次，每次至少要進行 30 分鐘，心跳達到 130 次才能有較好的健身效果。呼啦圈的重量不宜過重，以免損傷臟器，並且不要在飯後 1 小時內轉呼啦圈。

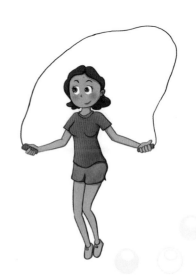

宜／經常游泳降血脂

游泳是極為有效的降脂運動，游泳過程中水流產生的阻力會大大增加人體的能量消耗，長時間慢速游泳，大多消耗的是皮下脂肪的熱量，能促進脂肪的分解和排出，避免血液中脂質過多。游泳還能促進人體的血液循環，降低血液的黏稠度，可預防動脈粥樣硬化、血栓等併發症。

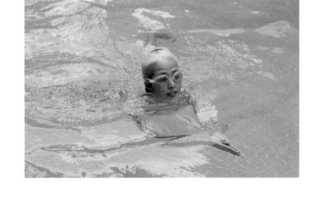

游泳前要做好準備活動，幫助提高關節的靈活性和肌肉彈性，防止游泳過程中發生抽筋。飯後和饑餓時不宜游泳，因為飯後下水，胃腸受到腹壁的擠壓和水的擠壓，易使胃中食物反射性上溢，最好吃完飯後休息 1 小時再游泳；饑餓時也不能游泳，因為空腹游泳容易引起低血糖。游泳後要馬上擦乾身上的水分，以免受涼，並做好放鬆活動。

宜／每天打打太極拳

太極拳講究「以柔克剛，以靜待動」，我們練太極拳時呼吸自然、細長、均勻，可以擴張人體微循環血管，提高血液流速，改善體內脂質的代謝，還能強身健體，延緩衰老，具有顯著的保健養生功效。

練太極拳時動作一定要規範，如果只是簡單動動胳膊腿兒，太極拳的養生保健作用就要大打折扣了。打太極拳的要點在於動作要與腹式呼吸相結合，呼吸宜自然、深長、均勻、緩慢。太極拳的養生保健功效只有經過長期的鍛煉才能發揮出來，高血脂患者不能急於求成，宜持之以恆地鍛煉。

宜／量力而行去登山

爬山運動能有效提高人體呼吸肌的力量，改善肺臟功能，增強肺部的吸氧能力，從而保證各臟器的供氧量、加快新陳代謝。爬山的過程能加快脂肪的消耗，對於降脂減肥很有幫助，經常爬山還可增強體質、提高免疫力、延緩衰老。

爬山前，可以用 10~20 分鐘的時間做一些肌肉伸展運動來放鬆肌肉，以免爬山過程中肌肉損傷。爬山時，身體要前傾，每一步都要踩穩，腰、背挺直，避免駝背、彎腰等不良姿勢。下山時，要控制好自己的腳步，不宜過快，同時要放鬆自己膝蓋處肌肉，以免肌肉疲勞。另外，有頭暈、胸悶、心悸等症狀的老年人以及一些體質較差或大病初癒者不宜進行爬山運動。

宜 經常騎單車

騎行不僅具有有氧運動加強心肺功能、消耗熱量的好處，還有助於促進腸胃蠕動，排出腸道內多餘的脂質。另外，騎車時能夠呼吸到新鮮空氣，欣賞美景，有助於刺激大腦分泌多巴胺，產生愉悅感，緩解壓力；騎車還能保持免疫細胞的活性，增強人體的免疫功能，幫助高血脂患者預防其他疾病。

高血脂患者儘量不要在市區的馬路上或空氣質量差的環境中騎車，以免肺部吸入有害氣體，影響身體健康。騎車時，從臀部開始的上半身要略微前傾，脊柱儘量筆直，脖子自然伸直，能達到更好的鍛煉效果。

宜 做原地跳躍運動

原地跳躍運動是一項非常減脂的運動，運動強度較大，適宜體質較好的青壯年高血脂患者。原地跳躍運動主要鍛煉的是腹部和大腿處的肌肉，能消除腹部脂肪，促進腸胃蠕動，防止多餘脂質堆積。另外，原地跳躍還能使內臟得到震動性的保健按摩，可強健內臟功能，延緩人體衰老。

原地跳躍的具體方法為：從半蹲開始擺臂蹬地向上跳起，收腿收腹，下落時緩衝回到半蹲狀態，反復練習 10~20 次，每週練習 2~3 次。練習跳躍時，應選擇鬆軟的地面，如沙地、草地等，練習後注意放鬆腿部和腹部。

宜 做仰臥起坐

仰臥起坐主要可增強腹部肌肉的力量，消除背部疲勞，還能按摩腸胃，促進腸道內膽固醇的排出，經常練習對消除腹部脂肪很有幫助。練習時，宜配合呼吸進行，即在身體前屈時呼氣，向後仰臥時吸氣。需要注意的是，做仰臥起坐時需將雙手虛放在雙耳旁，不要將雙手交叉放在腦後，否則會減少腹部的用力，還容易拉傷頸部。

宜 做拍打運動

拍打身體是一項簡單易行的降脂養生動作，能通經活絡、促進血液循環，促進多餘脂質排出，避免其在血管上沉積。長期堅持可達到強身健體、延年益壽的作用。拍打看似簡單，也要掌握正確的方法，若隨意地拍打，降脂效果將會大大削弱。

- 拍打手掌：雙手掌心、手指分別相對，連續拍打掌心 5 分鐘；用左手拍右手的手背 2 分鐘，換另一側重複；兩手十指相對，拍打指尖 3~5 分鐘。
- 拍打腹部：兩手自然下垂，身體向左旋轉，雙手順勢擺動，右手掌輕拍腹部左側，左手背則輕打腰後部右側，拍打 100 次，換另一側重複。
- 拍打臀部：雙手掌心輕輕拍打整個臀部 10 次，再用雙手空拳叩擊環跳穴 36 次。
- 拍打下肢：取站姿，用雙掌或雙拳同時拍打雙腿，先拍大腿外側過膝蓋，再拍大腿正面及內側過膝蓋，然後是小腿外側，最後是小腿內側及正面。

宜 甩手甩走高血脂

甩手法可以刺激手腕、手掌、足跟、膝部等 12 條筋脈，能疏通經絡、通暢氣血、放鬆身心。甩手能擴張胸肺部，吸入更多的氧氣，增強血液在體內及在微血管中的循環，並在氣血快速流動的過程中帶走體內多餘的廢物、壞死的細胞和代謝產物，對降低血脂不無裨益。

甩手法非常簡單，雙腿微屈站立，雙目微閉，雙手展開，稍用力將兩臂前後甩動。甩手前，身體站直放鬆，兩腳分開與肩同寬，兩臂自然下垂，兩掌心向內。甩手時，兩臂和身體的垂直線不要超過 60°；後擺時，兩臂和身體的垂直線不要超過 30°，一般每回可擺 100~150 次。甩手時，要做到全身放鬆，精神集中，心平氣和，呼吸自然。甩手次數要由少到多，逐漸增加。運動結束後，要做整理、放鬆運動，如深呼吸、原地踏步、伸展運動等。

宜 做踮腳尖運動

別看踮腳尖是個小動作，它卻是一種古老的養生方法，可益腎壯陽、祛病強身、延年益壽。踮腳尖也是個不錯的有氧運動，可使人的心率達到每分鐘 150 次，能給心肌提供足夠的氧氣，有利於下肢血液回流順暢，可加強脂肪燃燒，有利於心臟和心血管健康。另外，踮腳尖時能鍛煉小腿肌肉和腳踝，增強踝關節的穩定性。具體做法是：

雙腳併攏著地，用力抬起腳跟，然後放鬆落下，重複 20~30 次。對於長時間坐著工作的高血脂患者，最好每 1 小時就起身做一下踮腳尖的動作。

宜 做伸懶腰運動

高血脂的上班族每天鍛煉時間有限，加上長時間坐著，身體很容易囤積脂質。伸懶腰是非常適合高血脂患者的降脂小動作，伸懶腰時胸腔擴張，能吸入更多的氧氣，加強體內的新陳代謝。同時，伸懶腰還可鍛煉肩胛骨周邊肌肉群，收緊腹部，有效促進脂肪燃燒，從而起到降脂的效果。另外，伸懶腰還能活動背部肌肉，緩解疲勞，維持形體，提高大腦活力，對高血脂患者十分有益。

宜 做腹部按摩

腹部中有許多內臟器官，經常進行腹部按摩，不僅可減少腹部脂肪堆積，還具有疏肝理氣、開胃健脾、通便排毒的功效。腹部按摩包括推腹法、揉臍法和摩脘腹。

- 推腹法：取仰臥姿勢，兩掌從兩肋乳根處開始，從上到下推向小腹，掌根用力，不要逆推，反復推摩 10~20 次。
- 揉臍法：取仰臥姿勢，兩掌相疊，以肚臍為中心，分別做順時針和逆時針按揉，用力宜柔緩、均勻。
- 摩脘腹：取仰臥姿勢，兩掌相疊從胸口開始，向小腹做環形按摩；然後兩掌分開，沿腹股溝向兩側做環形按摩；再沿兩肋向上，經乳根到達胸口。

腹部按摩適合在早晚進行，每次做 15 分鐘左右，按摩時配合深呼吸效果更佳。

宜 做胯部運動

兩腿分開與肩同寬，雙手舉起或放在腰側，利用腰腹部肌肉力量帶動胯部在空中畫出橫著的「8」字。這個動作主要鍛煉腰部、骨盆和臀部，可幫助甩掉腰腹部、臀部及大腿部的脂肪。長期堅持做胯部運動，不僅能告別「啤酒肚」、「水桶腰」，還能改善身體的代謝狀態，使身心更健康。做胯部運動時，應保持背脊挺直，旋胯的動作不宜過快過猛，以免造成運動損傷。

宜 做腿部運動

如果腿部不經常活動，也容易導致皮下囤積脂肪。高血脂患者可在睡前仰臥在床上，做空中蹬單車的運動，這個動作是消除腿部脂肪比較有效的方法，而且還能鍛鍊腰腹部改善血液循環，促進新陳代謝。運動過程中應保持上半身貼地，儘量不晃動，腳背繃直，動作不要過快。空中蹬單車的動作可以先順時針做 20~30 次，然後再逆時針重複，做完後可用手拍打一下腿部，促進腿部脂質代謝、緩解腿部疲勞。

宜 做下蹲動作

下蹲運動對人體有諸多好處，首先一蹲一起的過程能加快血液循環，減少心臟外周阻力，軟化血管，促進血管壁粥樣斑塊分解，促進新陳代謝，有利於維護心腦血管健康，可防治高血脂、高血壓等疾病。其次，下蹲動作能激發經絡功能、改善各臟腑器官的營養與氧氣供應，可起到防病治病、健康長壽的功效。下蹲還是一項比較消耗熱量的運動，尤其會消耗腹部、臀部和大腿處堆積的脂肪，不僅能達到塑形瘦身的目的，還能防止血脂升高。下蹲時，兩腳分開與肩同寬，兩手臂向前平伸，下蹲時吸氣，起身時呼氣，下蹲時速度不要過快，以每 5 秒蹲起一次為宜，有意放慢速度更好。鍛鍊宜循序漸進，達到每天做 30 次以上為宜。老年人可適當減少鍛鍊次數，練習時最好手扶桌子或門框，如果出現頭暈或有體位性低血壓，則不宜做下蹲運動。

宜 做坐姿扭轉操

這套操可以有效鍛鍊腰腹部，能促進腸胃蠕動，減少腸壁對脂質的吸收，並及時排出多餘的脂質，從而起到降脂減腹、預防便秘的作用。

- 動作 1： 坐在墊子上，膝蓋彎曲，挺直腰背，鎖骨向後展開，兩臂自然彎曲，兩手心向下放於膝蓋上。
- 動作 2： 左手放於右膝，挺直腰背，吸氣，身體自然轉向右側，直至右手撐於身體右側後方。保持 3~5 個呼吸，呼氣回正。
- 動作 3： 吸氣，右手放在左膝，身體自然轉向左側，直至左手掌撐於身體左側後方，保持 3~5 個呼吸，呼氣回正。
- 溫馨提示： 身體轉向側方時，要使腰背部垂直於地面，避免後仰。呼氣或吸氣轉變方向時，頭頸儘量自然扭轉，讓手臂或頸部承受重量，不要聳肩。

宜 做前彎後仰伸展操

這套操有利於拉伸腹部內臟，強健脊柱，能促進整個上半身的血液循環，可改善各內臟和器官的功能狀態，增強肝臟對脂肪的代謝能力。

- ❦ 動作1： 自然站立，兩腿稍分開，抬頭、挺胸、收腹，雙手手臂高舉過頭頂，掌心向前。
- ❦ 動作2： 慢慢向下彎腰，直到手指觸地，脊柱、手臂、雙腿不要彎曲，然後緩緩直立，恢復到起始動作。
- ❦ 動作3： 身體慢慢後仰，頭頸、腰背儘量後仰至極限處，恢復到起始動作。整套動作反復進行 20~30 次。
- ❦ 溫馨提示： 動作不宜過猛、過快，且前彎、後仰至極限處時，宜稍微保持幾秒，以幫助身體更好地伸展。

宜 做戰鬥姿勢伸展操

戰鬥姿勢能夠鍛煉腿部肌肉，消耗腰部多餘脂肪；還可以強健腸胃、脊椎、盆腔等。

- ❦ 動作1： 站在地上，兩腿分開與肩同寬，雙手自然垂放在身體兩側，目視前方。
- ❦ 動作2： 吸氣，雙臂向上伸展，掌心相對；呼氣，右腳向外轉動 90°，上身隨之右轉，左腳跟著轉 30°，保持手臂伸直。
- ❦ 動作3： 呼氣，彎曲右腿與地面成直角，伸展頸部，仰頭，目視上方。左腿伸直，腳掌盡力不離開地面，保持該姿勢，正常呼吸。吸氣慢慢恢復至初始姿勢，另一側重複上述動作。
- ❦ 溫馨提示： 弓步時，要注意前小腿與地面垂直，重心放在兩腳之間，兩腿均勻受力。

宜 做半艦姿勢伸展操

這個姿勢可鍛煉雙腿、腹部和背部的肌肉，對神經系統及脾臟、肝臟和膽囊也很有裨益。

- ❦ 動作1： 身體放鬆，坐在墊子上，兩腿向前伸直，十指相扣，置於腦後。
- ❦ 動作2： 呼氣，身體微向後傾，雙腳離地，腳趾尖儘量與頭頂呈同一高度。用臀部平衡全身，背部不要觸地，雙腿伸直，地面成 35~45°，保持這個

姿勢 30 秒，正常呼吸。慢慢恢復初始姿勢，重複進行 5~10 次。

❻ 溫馨提示：初學者不必勉強，以自己感覺舒適為宜。保持這個姿勢的時間，應根據個人體質進行調整。

宜 做三角姿勢伸展操

這個姿勢能增強腿部和臀部肌肉，緩解肌肉僵硬，促進新陳代謝，還有利於改善患者的不良情緒。

❻ 動作 1：　身體呈站姿，雙腳打開略寬於肩，挺直腰背，做深呼吸。

❻ 動作 2：　一邊緩緩吐氣，一邊身體慢慢前彎，雙手按在前方的地板上。

❻ 動作 3：　吸氣，背部下壓，膝蓋伸直，保持這個姿勢 10~15 秒，並堅持有規律的深呼吸。慢慢起身，還原為初始動作。重複上述動作。

❻ 溫馨提示：練習這個動作時，膝蓋要儘量伸直，同時感覺尾椎上拉、背部下壓，並收腹、收肛。

宜 做伸腿收腹伸展操

這套體操不僅能有效鍛煉腿部、臀部肌肉，還能鍛煉腹部、骨盆，有效地促進血液循環，加快脂質代謝。

❻ 動作 1：　平臥在墊子上，放鬆身體，雙手自然放在身體兩側。緩緩抬高雙腿，與身體成直角，腳後跟蹬直。

❻ 動作 2：　雙手及上身保持不變，雙腿緩緩向下移動，直到雙腿與地面成 60°，保持片刻。

❻ 動作 3：　雙手及上身保持不變，雙腿繼續緩緩向下移動，使雙腿與地面成 45°，保持片刻。

❻ 動作 4：　雙手及上身保持不變，雙腿繼續緩緩向下移動，使雙腿與地面成 15°，保持片刻。將雙腿放在墊子上，成平躺姿勢，休息片刻。

❻ 溫馨提示：雙腿與地面的角度越小，動作的難度則越大，但運動效果會越明顯。保持動作的時間，不必強求，以個人不感疲憊為宜。

宜/ 按摩豐隆穴降脂

❻ 取穴方法：位於人體的小腿前外側，外踝尖上八寸，距脛骨
　　　　　　前緣二橫指（中指）。

❻ 按摩手法：用拇指指腹垂直向下按壓豐隆穴，邊按邊揉，並
　　　　　　屈伸活動踝關節，產生酸、麻、脹、痛、熱的感
　　　　　　覺，持續按壓數秒後，逐漸放鬆。兩側穴位左右
　　　　　　交替進行，每個穴位按壓 5~10 分鐘，每天 1 次。

❻ 主要功效：按揉豐隆穴有健脾養胃、消食導滯、促進代謝的
　　　　　　作用，可幫助排出血液中多餘的脂肪，降低血
　　　　　　脂。

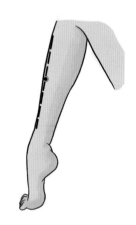

宜/ 按摩陰陵泉穴降脂

❻ 取穴方法：位於膝關節內側，從上至下推脛骨至脛骨頭弧
　　　　　　形的拐彎處的凹陷處。

❻ 按摩手法：取坐位，用拇指指腹按住陰陵泉穴，其餘四指
　　　　　　搭在小腿內側，順時針方向揉按 2 分鐘，以感
　　　　　　覺局部有酸脹感。

❻ 主要功效：經常點按此穴，可以促進全身血液循環，改善
　　　　　　全身水腫，降低血脂水平，對早期高血脂患者
　　　　　　有很好的治療作用。

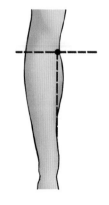

宜/ 按摩手三里穴降脂

❻ 取穴方法：位於前臂背面橈側，肘橫紋下 2 寸處。

❻ 按摩手法：先用左手指腹按壓右側手三里，按揉 1 分鐘，
　　　　　　然後換右手按壓左側手三里，每日按揉 3 次。

❻ 主要功效：手三里是大腸經上的穴位，經常按壓，能促進
　　　　　　腸胃蠕動，促進體內代謝產物和廢物及時排出
　　　　　　體外，可避免脂肪堆積。

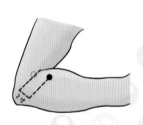

宜 按摩太沖穴降脂

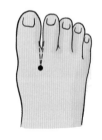

 取穴方法：位於足背側，第一、二蹠骨結合部之前凹陷處。
 按摩手法：按摩太沖穴前，先用熱水泡腳 10 分鐘，然後用大拇指由下至上推揉 3 分鐘即可，力度以感覺略微疼痛即可。
 主要功效：太沖穴是肝經的原穴，經常按壓可疏肝解鬱，改善肝臟功能，還能緩解高血脂引發的頭痛、眩暈。

宜 按摩印堂穴降脂

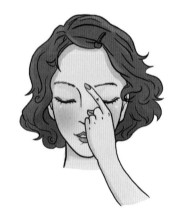

 取穴方法：位於人體額部，在兩眉頭的中間。
 按摩手法：拇指和食指輕輕地揪住印堂，向四周做緩和的揉動，以局部略微感覺發麻、發脹為宜，按揉 2 分鐘。
 主要功效：印堂穴是人體精、氣、神聚集的地方，經常按壓印堂穴能調神開竅、寧心安神，可緩解高血脂引起的頭暈、煩躁等症狀。

宜 按摩神庭穴降脂

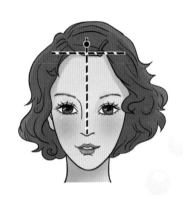

 取穴方法：位於髮際正中，直上 0.5 寸，左右額肌之交界處。
 按摩手法：將中指放於印堂穴上稍微用力按壓 10 次，然後沿順時針方向揉動 20 圈，在逆時針揉動 20 圈。
 主要功效：神庭穴具有清腦散風、鎮靜安眠的功效，可改善高血脂患者失眠、頭痛、眩暈等症狀。

忌 不自知不適合運動

運動雖好，能幫助高血脂患者降低血脂，但並非所有的患者都適合進行運動。如果在身體條件不允許的情況下自行運動，還可能給身體帶來新的威脅。醫生建議，當高脂血症患者合併急性心肌梗塞急性期、不穩定型心絞痛、充血性心力衰竭、嚴重的室性和室上性心律失常、重度高血壓、嚴重糖尿病及肝、腎功能不全時，應禁止運動，以免發生危險。

忌 認為出汗越多越好

一些年輕的高血脂患者會有「出汗＝減脂」的觀點，認為出汗越多，降脂越多。其實，大量出汗雖然會減重，但減的大多是水分而不是脂肪。大量出汗時，毛孔擴張，濕冷之氣容易乘虛而入，使身體受風寒著涼感冒，還可能引起血管收縮。高血脂患者運動時，達到微微出汗的效果即可，運動後要及時擦乾身體，並換上乾爽的衣物。

忌 認為運動量越大越好

不少高血脂患者認為運動強度越大、運動量越大，減脂的效果也就越好。其實，體內脂肪減少的關鍵在於運動時間的長短，而不是運動的強度。過強、過量的運動也不利於降脂，還會增加心血管的風險。尤其老年人或體質較差者還可能發生意外。所以，適度、堅持的運動對降低血脂更為有益。

運動 忌 急於求成

高血脂患者體質較弱，如果急於求成，突然參加劇烈的運動或運動過量，可導致心跳加快、血壓升高，心肌需氧量增加，並釋放交感兒茶酚胺，並且如果冠狀動脈沒有及時擴張提供充足的血液，則可能發生猝死。另外，高血脂患者剛開始運動量過大，使身體疲勞還會減少運動的樂趣，容易半途而廢。所以，高血脂患者運動應以循序漸進為原則，從低強度、低運動量開始，逐漸增加至所要求的運動量，使機體逐漸適應運動的過程。

忌 不堅持運動

運動鍛煉是降低血脂的理想方法，但有些人常常是想起來就運動，認為只要運動就能起到降脂的效果。其實，偶爾運動一下反而會提高身體的吸收率，可能會導致血脂增多。唯有長期堅持運動，才能達到良好的降脂、改善體質的功效。研究發現，每週運動 3~5 次，每次運動 1~1.5 小時，需堅持鍛煉 6 個月以上，才能全面改善血脂的狀況。高血脂患者要想控制血脂水平、預防心血管疾病，一定要持之以恆的運動。

忌 運動期間停服降脂藥

運動雖然能在一定程度上改善血脂的構成，起到降低血脂的作用，但運動不能完全代替降脂藥物。當血脂升高後，我們不能做到實時監測，加上症狀不易察覺，血脂易沉積在血管壁上，形成動脈粥樣硬化斑塊，進而產生血栓，甚至堵塞心、腦、腎等重要器官的血管。高血脂患者在運動的同時不能擅自停服降脂藥，以免發生危險。

忌 用做家務代替運動

做家務能消耗一定的熱量，對降脂有一定的益處。但做家務時的強度較低，且鍛煉時間不足，心率常常達不到運動時的心率，不能滿足降脂治療所需要的運動量。另外，家務勞動簡單重複，固定的姿勢還會使某些器官或組織負荷較大，易產生疲憊感，不能代替運動給人們帶來舒緩身心的效果。因此，高血脂患者除了做家務，也要適當增加運動鍛煉。

忌 忽視零碎的運動時間

如今，很多人工作和生活十分忙碌，很難找出時間運動。其實，生活中很多零碎的時間如果可以充分利用，也可以達到運動的目的。例如，在辦公室工作期間，可以時不時多起來活動一下，做一做簡單的伸展活動；上下班途中將坐車改為騎單車或步行；看電視時，可以站著做做伸展運動。

忌 運動過早

高血脂患者晨練的時間不宜過早，因為清晨剛從睡眠中醒來，機體的反應能力和適應能力較弱，如果天氣較黑，還容易發生跌倒。另外，早晨氣溫較低、血管收縮，在運

動過程中容易著涼，誘發感冒、慢性支氣管急性發作、心絞痛等疾病，是心血管疾病的高發時間段。所以，高血脂患者最好在太陽升起後，再外出鍛煉，並做好保暖措施。

忌 運動過量

人在劇烈運動時，體內會產生較多的腎上腺素和皮質醇等激素，當這些激素積累到一定程度時，就會侵害人體的免疫器官，導致免疫功能受損。運動過量還會使人元氣大傷，並損耗內臟器官，尤其是使心肺功能負荷過重。如果在運動過程中出現口渴噁心、饑餓難耐、頭暈目眩、頭痛心慌、精神疲憊、四肢無力、喘息氣粗、胸部大汗、關節疼痛、肌肉酸痛等不適時，可能就是身體向我們發出的信號，最好停止運動。

忌 在霧中鍛煉

霧是空氣中水汽的凝結物，其中還有較多的酸、鹼、胺、酚、二氧化碳、硫化氫等有害物質，吸入後會損害呼吸道、肺泡等器官和組織，易誘發咽炎、支氣管和肺炎等病症。尤其是霧霾天氣，空氣中含有較多的有害物質，會對人體健康造成極為不利的影響。所以，高血脂患者應避免在大霧天氣鍛煉。

忌 忽略室內運動的隱患

健身房內的健身項目雖多，且有健身教練指導，但也存在著健康隱患。健身房的室內人員較多，而通風較差，室內的氧氣濃度較低，二氧化碳濃度較高，不利於人體健康。此外，人在運動時排出大量的臭氧和微生物，也會造成室內空氣污染。所以，高血脂患者不要長時間呆著健身房內健身，空氣清新的室外或公園也是不錯的選擇。

忌 在炎熱時運動

天氣炎熱時，由於出汗較多，血液的黏稠度相對較高，此時再進行運動，會增加體內水分的流失，易導致血脂沉積在血管壁上，容易引起大腦缺血、缺氧，這對高血脂患者來說是十分危險的。另外，流汗過多，還會引起身體的調節系統發生紊亂，產生頭暈、頭痛、心神不定等不適，甚至發生中暑。建議高血脂患者在夏季運動時，最好避開陽光強烈的時段，鍛煉最好安排在上午 9 點之前和下午 4 點以後，並且不宜嘗試高溫瑜伽等運動。

忌 空腹運動

經過一夜的消耗，體內的含糖量較低，如果空腹運動，很容易引發低血糖。特別是老年高血脂患者，機體新陳代謝速度相對較慢，當脂肪分解的速度不能滿足運動的消耗時，很容易發生低血糖，並且也達不到良好的降脂效果。所以，高血脂患者最好在早餐後 1 小時再運動。

忌 餐後立即運動

有些高血脂患者為防止餐後血脂升高，於是吃完飯後趕緊運動，這樣往往會以腹痛來收場，降脂的效果也不理想。餐後是腸道進行消化、吸收的時期，血液會大量流向腸胃，如果運動的話，全身肌肉也需要大量的血液參與，導致腸胃中血液不足，影響消化，加上運動時的震動刺激腸胃，容易引發腹痛。所以，高血脂患者最好在飯後 1 小時再進行適當的運動。

忌 忽視準備活動

運動前的準備活動是必不可少的，很多高血脂患者往往忽視這一環節，結果很容易引起肌肉酸痛、關節韌帶扭傷。做準備活動，一方面可以活動身體各部位的關節、韌帶和肌肉，提高其彈性和適應性，避免運動損傷；另一方面可以逐漸提高心率，讓心血管系統做好運動的準備，能保證安全地進行有氧代謝。準備活動通常需要進行 5~10 分鐘，可以先慢跑 2~4 分鐘，再做一些全身的伸展練習，使肌肉和關節充分地活動開。

運動時 忌 精神緊張

精神緊張會使肌肉處於一種緊繃的狀態，緊張收縮的肌肉會影響血液流動，並壓迫肌肉中的血管，還可能由於肌肉不協調，導致肌肉損傷。所以高血脂患者在運動過程中宜放鬆精神，鬆弛肌肉，這樣才有利於提高肌肉的活動性，改善身體的血液循環，加速脂質的代謝。如果運動前精神緊張，不妨先做幾個深呼吸或聽聽音樂來放鬆心情，在運動時也不要考慮令人憂心的事情。

運動時 忌 大量飲水

高血脂患者在運動時，會產生口渴的感覺，其實這並不是真的缺水，只是口腔與咽喉部位水分蒸發的較快，唾液分泌減少，引起口渴的感覺。此時如果大量飲水，反而會

使胃部膨脹，妨礙膈肌活動，影響呼吸，但若不適時補充水分，可能會造成身體脫水。所以，運動過程中可以適當喝一點兒淡鹽水，及時補充流失的鈉離子，飲水的時候宜小口飲用，切忌為圖痛快一飲而盡，否則還會增加心血管的負擔。

運動時／忌　用嘴呼吸

高血脂患者運動時，儘量不要用嘴呼吸，要養成用鼻子呼吸的習慣。因為空氣中夾雜著大量的塵埃、病菌的微粒，如果用嘴呼吸，直接吸入的塵埃、病菌會引起咳嗽、氣管炎、岔氣腹痛、胃寒等不適症狀。用鼻子呼吸，進入肺部的氣體會被鼻毛和鼻黏膜過濾、加溫、加濕，使氣管和肺部不易受到塵埃、病菌的侵害。高血脂患者如果在運動中感覺吸入的氧氣量不足，則說明運動強度有些過量，需要休息一下，並調整運動量。

運動時／忌　不注意保暖

高血脂患者在運動時，感到身體發熱但沒有汗的情況下，可以脫掉外衣。如果身體出汗了，就不要隨意減衣，應注意保暖，以免冷空氣刺激皮膚，導致受寒感冒。並且冷空氣會促進血管收縮，引起血壓明顯上升。尤其是秋冬季節運動時，高血脂患者應注意保暖。

運動時／忌　戴口罩

有些高血脂患者在秋冬季節運動時，因為擔心空氣過冷引發感冒，而戴上口罩運動，這樣的做法是否可取呢？戴口罩運動在屏蔽冷空氣的同時，也將氧氣「拒之門外」，而運動時人體的需氧量增加，戴口罩很容易使人產生憋氣、胸悶、心跳加快等不適感。並且由於需氧量增加，心臟負擔增加，容易加重對心血管的損害。因此，高血脂患者最好不要戴口罩運動，如果天氣過冷或霧霾過大時，可考慮在室內活動。

忌　運動後驟然停止

劇烈運動時人的肌肉、毛細血管擴張，血液流動加快，同時肌肉有節律性地收縮，會對小靜脈造成一定的擠壓，使血液很快地流回心臟。但若立即停止運動，血管處於擴張狀態，血液不能快速流回心臟，易造成血壓過低，導致腦部暫時性缺血，出現心慌氣短、頭暈眼花、面色蒼白、甚至休克、昏倒等症狀。正確的做法是運動後繼續進行3~5分鐘的調整活動，讓動作逐漸緩慢下來，待心率慢慢降至正常水平時，再停下來

休息。

運動後 忌 立即吹冷氣

運動後人體的毛孔處於張開的狀態，如果馬上吹冷氣，毛孔迅速收縮，則不利於排出汗液和體內的代謝物質，並且冷氣的冷風很可能趁機進入體內，容易受涼感冒，使身體出現僵硬、酸痛等不適。另外，人在運動過後，身體的血液循環加快，全身的新陳代謝旺盛，毛細血管擴張，而驟然吹冷風，會使毛細血管驟然收縮，容易誘發心血管疾病。

運動後 忌 立即洗澡

人在運動時，血液大多會流向肌肉，當運動停止後，血流速度和心率會逐漸恢復到正常水平，血液重新流向各個器官，但這個過程需要持續較長的一段時間。如果運動後立即洗澡，血液就會重新流向皮膚和四肢，容易導致心臟和腦部等重要器官供血、供氧不足，很可能加重高血脂病情，嚴重者可誘發心腦血管急性病發作。因此，高血脂患者運動後不要立即洗澡，建議休息 30~45 分鐘再洗澡。

忌 運動後立即進餐

運動時，血液大量分佈在運動系統，消化系統的血液相對減少，胃腸蠕動減弱，消化液分泌減少，消化功能下降。運動量越大、運動強度越高、持續時間愈長，消化器官的活動就需要更長的時間來恢復。如果運動後立即進食不僅會增加腸胃的負擔，影響食物的消化吸收，而且腸道吸收脂質的時間延長，反而不利於降低血脂。

忌 運動後吸煙

有些高血脂患者運動後習慣吸煙，作為運動後的一種休息。這種做法對病情而言是十分不利的，因為運動後心臟處於易損期，吸煙會使血液中游離脂肪酸上升，並釋放兒茶酚胺，加上尼古丁的作用，容易使心臟突發意外。

忌 忽視運動後的感覺

高血脂者因長期處於疾病的狀態，身體各器官的功能也會受到影響，所以高血脂在運動過程中和運動後一定要重視自己的身體感覺；如果出現嚴重的呼吸困難、前胸壓

迫感、頭昏眼花、面色蒼白等現象，應立即停止運動，儘量平臥休息。並且，在下次運動時要適當減少運動量。

忌 做突然回頭的動作

高血脂患者由於血液黏稠度較高，易在血管壁上形成「斑塊」。如果猛然回頭、扭頭的動作，可能會引起頸動脈中斑塊脫落，若斑塊堵塞血管，還可能突發腦梗、心梗等嚴重的疾病。尤其是處於高溫狀態時，血液濃縮，心肌供氧量減少，更容易發生危險。

忌 做憋氣的動作

憋氣時人體吸入的氧氣量減少，心臟需相應地加速工作，才能保證將氧氣運輸到重要器官，心臟負擔加重，容易引起胸悶、心悸等不適。憋氣時因胸腔的壓力增高，造成靜脈血回心受阻，進而心臟充盈不充分，輸出量銳減，血壓下降，導致腦部、視網膜供血不足，容易發生頭暈目眩，甚至昏厥。憋氣完畢，回心血量驟然增加，血壓升高，增加了發生腦血管意外的可能性。因此，高血脂患者儘量避免參加需憋氣的運動項目，如舉重、拔河、爬繩、硬氣功、掌上壓等。

忌 上肢過度用力

血脂過高，容易給血管帶來損害，使血管的彈性受到影響。當高血脂患者進行上肢負重的、突然爆發性的運動時，心臟為了給運動中的肌肉供血，會進行強力的收縮，血管收縮不平衡，則容易增加心臟負擔，甚至誘發心臟病的發作。所以，高血脂患者應儘量避免舉啞鈴、拉拉力器等上肢運動，尤其是已經併發冠心病、心肌梗塞的患者更要注意，建議選擇全身運動達到降脂強身的目的。

忌 做低頭的動作

高血脂患者血管壁變硬，彈性差，做低頭動作時，血液就會突然大量地流向腦部，造成腦部血壓爆發式增高，易發生血管破裂，引起腦出血。當恢復正常體位，血液快速流向軀幹和下肢，腦部血容量減少，容易出現兩眼發黑、站立不穩，甚至摔倒。所以，高血脂患者忌做低頭、彎腰、倒立、頭部後仰、左右偏頭等動作。

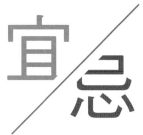

第四章

高血脂患者生活起居宜／忌

不良的生活方式是引起血脂升高的因素之一，可以說健康的生活方式是治療高血脂的基礎。如果堅持飲食、運動、服藥等來幫助降低血脂，卻繼續延續不良的生活方式，是不能起到很好的降脂效果的。高血脂患者宜養成健康的生活方式，才能遠離疾病的困擾。

宜 養成良好的生活方式

良好的作息習慣是保證人體健康的基礎，如果作息時間不規律，長此以往易導致人們的各種生理機能受到不同的侵害，身體代謝血脂的能力下降，容易導致血脂升高。因此，高血脂者宜養成良好的作息規律和健康的生活方式，勞逸結合，避免經常熬夜或過度勞累，才可幫助預防血脂異常。

宜 睡眠充足

充足的睡眠對高血脂很有益處，因為在入睡時副交感神經處於興奮狀態，人的身心放鬆、血管舒展，能在一定程度上防止血脂升高。並且人體在夜間睡眠過程中，會分泌出修復身體各個組織的生長激素，幫助修復受傷的血管，有助於預防高血脂患者併發心血管疾病。膽固醇和甘油三酯含量較高、易患動脈粥樣硬化的人宜每天睡足 8 小時。

宜 放鬆情緒調節失眠

良好的睡眠質量，是保證血脂正常代謝必不可少的過程。如果患者長期失眠，不僅會加重高血脂患者機體的代謝紊亂，還會降低患者整體的健康水平。睡前大腦活躍，是引起失眠的主要因素，高血脂患者要想遠離失眠困擾，首先應在睡前讓自己的情緒放鬆下來，這樣機體處於放鬆狀態，才有利於進入睡眠狀態。

宜 試試「鬆笑導眠法」

「鬆笑導眠法」是幫助儘快入睡的好方法，失眠的高血脂患者不妨嘗試一下。具體做法是：平臥靜心，面帶微笑，進行 6 次深而慢的呼吸後，轉為自然呼吸，每當吸氣時，依次意守（注意力集中）頭頂、前額、眼皮、嘴脣、頸部、兩肩、胸背、腰腹、臀和雙腿、雙膝和小腿、雙腳，每次呼氣時，默念「鬆」且體會意守部位放鬆的感覺，可根據個人情況重複 2~3 次。

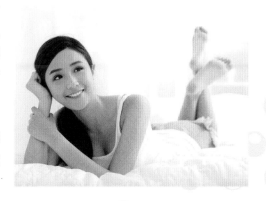

宜 試試「逆嚮導眠法」

一些失眠的高血脂患者越想睡卻睡不著，可能是失眠帶來的焦慮在作祟，這種情況可以試試「逆嚮導眠法」。即在睡前不要為失眠困擾，而是起身在室內散散步，或讀一本喜愛的書，享受沒有入睡的時光，這樣對失眠的焦慮感大大減少，同時大腦皮層由興奮轉為疲勞狀態，很容易產生困意，進入睡眠狀態。

宜 試試「緊鬆搖頭法」

高血脂患者取仰臥的姿勢，先使雙上肢收縮用勁，持續 10 秒後放鬆，並體會放鬆感覺，重複 3 次後，同法依次做下肢、頭、面部和全身的緊張後放鬆訓練。待徹底放鬆後，微閉雙眼，將頭部以正位向左右搖擺，擺幅為 5~10°，擺速為 1~2 秒一次，一邊擺一邊體會整個身體越來越鬆散深沉，讓搖擺的幅度和速度逐漸減小，睡意很快就會來臨。

宜 選擇有益健康的床

高血脂患者要想擁有高質量的睡眠，一張舒適、健康的床是必不可少的。床的種類繁多，其中看起來柔軟舒適的沙發床、彈簧床卻不利於人體健康，因為人睡在上面，無論是仰臥還是側臥，都會使與床面接觸部位下沉，容易造成脊柱彎曲或扭轉，腰酸腿痛的感覺，不利於在睡眠過程中徹底放鬆。高血脂患者宜首選木床，可以在上面鋪上厚約 5 厘米的床褥，其次藤床和棕床也是不錯的選擇。

宜 營造安靜的居室環境

高血脂患者通常伴有高血壓、心血管疾病，心臟功能減弱，一個乾淨、安靜、舒適的環境可以使高血脂患者感覺心情愉悦，對心血管健康不無裨益。高血脂患者宜儘可能地選擇安靜的居住環境，如果居住在鬧市區可以安裝屏蔽噪音的裝置；室內可以種植一些綠色植物來淨化空氣，比如綠蘿、吊蘭、龜背竹、仙人掌等；平時在家裡也可以適當地放一些使人靜心的輕音樂或古典音樂。

宜/ 保證居室採光良好

居室內採光的好壞直接關係到人體的身心健康，採光好的房間對人體的保健養生會起到很多正面的作用。陽光對人體的好處是人工照明所不能代替的。研究發現，居住環境採光較好的患者要比終日見不到陽光的患者更容易康復。並且，傳統醫學認為，經常曬曬太陽，可提升人體的陽氣、改善氣血，對高血脂患者頗為有益。另外，太陽中的紫外線還能殺菌、去潮。建議高血脂患者宜選擇採光較好的房間居住，白天宜拉開窗簾，使居室沐浴在陽光之中。

宜/ 保證居室通風良好

室內經常通風換氣可以降低空氣中微生物的密度，保持室內空氣清新。同時，通風換氣還可藉以變換室內的溫度和濕度，刺激皮膚的血液循環，使高血脂患者感覺舒適，避免因空氣污濁帶來煩躁、倦怠、頭暈、食慾不振等不適。所以，高血脂患者宜居住在通風良好的居室內。需注意的是，夏季中午氣溫最高時，高血脂患者應拉上窗簾，避免熱輻射；冬季宜在每天的早晨、中午和晚上分別開窗 20 分鐘，霧霾天氣儘量不要開窗。

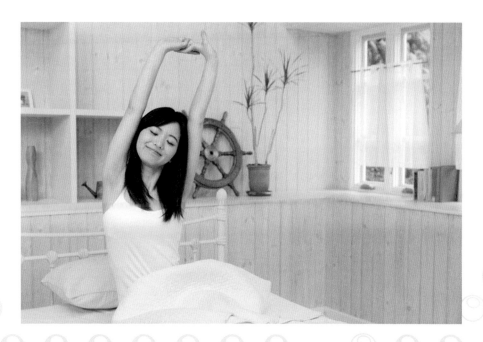

居室 宜 溫度、濕度適宜

室溫過高會使人感到悶熱難受、頭昏腦脹,並且體內的水分大量流失會加重血液黏稠,高血脂患者容易發生危險;而室溫過低時,皮膚血管收縮,血液循環減慢,對高血脂患者而言也是十分不利的。室內濕度也不宜過高或過低,若濕度過高人體散熱困難,會使人感覺悶熱、煩躁;而濕度過低,空氣乾燥,人會感覺呼吸道乾澀、皮膚乾燥。研究發現,冬季溫度為 18~25℃、濕度為 30%~80%,夏季溫度為 23~28℃、濕度為 30%~60%,是最適宜居住的。

宜 選擇右側臥

高血脂患者應避免俯臥或左側臥的姿勢,因為這樣的姿勢容易壓迫心臟,降低心臟的血液速度,易導致血脂沉積,形成動脈粥樣硬化。而仰臥的姿勢容易在睡覺時不自覺地將手放在胸前,壓迫心肺,影響睡眠質量。右側臥位是非常有利於高血脂患者睡眠和健康的姿勢,還具有放鬆脊椎、利於消化的益處。高血脂患者在入睡時可以適當墊高下肢,使其稍高於心臟水平,能幫助改善微循環,促進血脂代謝。

宜 睡前散散步

晚餐中的膽固醇和甘油三酯一部分會通過人體內部消耗,但要想消耗更多的膽固醇和甘油三酯最好通過運動的方式。睡前散步能促進食物的消化、吸收,促進血液循環,加快新陳代謝,避免脂肪在體內堆積。睡前散步還能提高體溫,大腦得到降溫信號,而體溫降低有利於人體放鬆,能促進睡眠。但高血脂患者散步的時間不宜過長,最好控制在 10~30 分鐘,且散步時間不宜過晚,最好在睡前 2 個小時進行,否則大腦過於興奮還可能影響入睡。

宜 睡前泡腳

「養樹需護根,養人需護腳」,睡前用熱水泡泡腳,不僅能緩解一天的疲倦,利於人體儘快進入睡眠狀態,還能提升人體的健康水平。對高血脂患者而言,睡前泡個熱水腳還能促進腳部血液循環,擴張血管,加強脂質代謝,對降低、控制血脂水平頗為有益。泡腳宜用 40℃左右的熱水,水溫下降後要不斷加熱水,持續泡 20~30 分鐘,直至全身舒服放鬆、微微出汗為佳。

宜／ 適當午睡

高血脂患者大多都伴有高血壓，血壓到中午會有所升高，加之高血脂患者本身比正常人更容易疲倦，所以適當午睡對高血脂患者來說很有必要。午睡可以緩解疲勞，使身體處於放鬆狀態，有利於降低高血脂、維護心血管健康。建議高血脂患者每天在午後睡 20 分鐘左右，午睡時間不宜超過 30 分鐘，以免擾亂生物鐘，反而影響脂質代謝。夜間睡眠較少的中老年高血脂患者可以午休 30~60 分鐘，以補充睡眠。

睡前 宜／ 適當飲醋

食醋的醫療保健作用日益受到人們的重視，日本研究發現，每天喝兩大勺醋能有效地降低高血壓、高血脂。醋中所含的醋酸、乳酸、氨基酸等能促進血液循環，其中氨基酸可消耗體內過多的脂肪，促進血脂代謝，防止心血管疾病。醋酸還能促進糖類代謝，分解體內疲勞物質，消除疲勞，使人輕鬆入眠。高血脂患者飲醋時，宜用溫水稀釋後再喝，喝完要漱口，以免腐蝕牙齒。

宜／ 衣著寬鬆

如果高血脂患者衣物過緊，則很可能會阻礙體內的血液循環，增加局部血管的壓力，還容易導致脂質沉積在血管壁上。因此，高血脂患者日常穿衣宜寬鬆。首先，褲腰帶不要勒緊，以系好後能伸進一指為宜。其次，鞋、襪要寬鬆，襪腰過緊會使腳部末梢循環產生障礙，容易引起血液循環不暢；衣領、袖口都宜微鬆，以免過緊壓迫血管，引起血壓升高。最後，還要注意相關配飾，比如腕表、智能佩戴設備，均宜鬆不宜緊。

宜／ 注意季節的變化

臨床研究發現，高血脂患者在晚秋和早春這兩個季節易發生中風，這主要與寒冷天氣頻頻出現而沒有及時增加衣物有關。並且有相關數據顯示，高血脂患者多在氣溫驟降的 72 小時內發生中風。因此，高血脂患者一定要關注天氣變化，注意防寒保暖，防止中風的發生。尤其是老年高血脂患者對溫度的適應性較差，當遇到寒冷刺激時，體內腎上腺分泌增強，會促進血管收縮，引起血壓明顯上升，應格外謹慎。

春季 宜 「養陽」

高血脂患者春季養生，重在順應春天陽氣升發、萬物始生的特點，注意保護陽氣。要做到保護陽氣，宜從飲食、起居、精神和運動等方面做起，做到早睡早起、適量運動、清淡飲食和調控情緒。在養陽之中重在養肝，關鍵是調控好喜、怒、憂、思、悲、恐、驚 7 種情志的變化，高血脂患者宜保持心胸開闊，情緒樂觀，以使肝氣順達、氣血調暢，起到防病健體、改善血脂的目的。

宜 適當「春捂」

由冬季轉入初春，乍暖還寒，氣溫變化較大，過早的脫掉棉衣，一旦氣溫下降，機體難以適應，不僅易患感冒、降低免疫力，還會刺激血管收縮，危害心血管健康。所以，適當「春捂」對高血脂患者來說很重要。由於人體下身的血液循環要比上部差，容易遭到風寒侵襲，所以「春捂」宜下厚上薄。但春捂並不是穿得越多越好，衣服的增減要根據個人體質和天氣的變化而定。春季早晚較冷，可適當多穿點，到了晴朗的中午，則可以適當減少衣服。

春季 宜 重視養肝

肝是人體重要的排毒器官，是清除異常脂蛋白的重要場所，對血脂代謝起著重要的作用。另一方面，如果血脂過高，導致肝臟負擔過重，長此以往也會對肝臟造成損傷。春季是人體養肝的最佳季節，同時也是肝病比較活躍的季節。高血脂患者在春季宜重視養肝，飲食宜清淡，少吃易導致人體上火的食物，如煎炸、火鍋等。並且保持情緒平和，使肝氣順達。

養護肝臟 宜 多休息

生活中，人們往往注重以「吃」來養生，認為吃就是補養身體，其實養生最根本的在於休息。傳統醫學認為，氣血是人活力的來源，肝藏血，凌晨 1~3 點是肝休息的時間，在這個時間段如果不好好休息的話，就不能使肝臟得到良好的調養，繼而影響氣血的生成、脂質的代謝。高血脂患者想要養好肝，平時應養成良好的睡眠習慣，在晚上 11 點前入睡，並保證凌晨 1~3 點處於睡眠狀態中。

宜/ 重視「春困」

「春困」是季節變化給人們帶來生理變化的一種反應，高血脂患者「春困」的症狀會正常人群更加明顯。因為春季天氣開始變暖，血管、汗腺和毛孔處於擴張狀態，皮膚的血液循環和新陳代謝加快，供給大腦的血液和氧氣相對減少，加上高血脂患者血液較黏稠，血流速度較慢，很容易導致大腦的供血量和氧氣不足，會加重頭暈、嗜睡等「春困」症狀，還容易加重病情。所以，高血脂患者宜積極應對「春困」。

高血脂患者為防止「春困」，宜在春季勤開窗換氣，保證室內空氣中氧氣充足；適當進行戶外活動，做一些有氧運動，如散步、慢跑、打太極拳等，增加體內的含氧量。另外，高血脂患者還可以喝一些提神醒腦的花草茶，有助於調節情緒，緩解「春困」。

夏季 宜/ 注意補水

夏季天氣炎熱，人體出汗較多，血容量減少，谷易導致血液黏稠，所以高血脂患者在夏季宜適當增加飲水量，防止血液黏稠。夏季每日的飲水量最好不要少於 2000 毫升，高血脂患者最佳的飲水時機分別是清晨起床後、三餐前一小時和晚上就寢前。20~25℃的白開水或茶水是夏季補水的好選擇，能改善血液循環；淡鹽水可幫助人體補充電解質，宜在中暑後飲用，平時不宜多喝。高血脂患者不宜飲用冰鎮的水或飲料，以免血管收縮，妨礙水分進入血液。

夏季飲食 宜/ 清淡

夏季人體腸胃的消化能力減弱，如果食用高脂肪、高蛋白或厚味的食物，容易出現消化不良，脂質不能被及時代謝，易引起血脂升高。夏季飲食宜以清淡質軟、易於消化、營養豐富的食物為主，多吃新鮮的蔬菜瓜果，有利於增進食慾，阻止腸道吸收膽固醇。夏季可以多吃粥類，如綠豆粥、蓮子粥、荷葉粥等，既可以補充營養，又具有清熱防暑的作用。另外，高血脂患者平時宜多吃有助於抑制血小板形成、稀釋血液的食物，如山楂、黑木耳、大蒜、洋蔥、燈籠椒、香菇、士多啤梨、菠蘿、檸檬等。

夏季 宜 補鉀

夏秋季節天氣炎熱，體內的電解質會隨著汗液丟失過多，易出現疲勞、精神萎靡不振、四肢軟弱無力、神經肌肉鬆弛軟癱、頭暈噁心、倦怠嗜睡等「低血鉀」症狀。另外，鉀元素可以起到保護心血管的作用，如果體內嚴重缺鉀還可引起心律不齊、呼吸肌麻痹、呼吸困難等，並且增加了高血脂患者中風的風險。所以，高血脂患者在夏季宜適當補充鉀元素，多吃甜瓜、香蕉、鱷梨（牛油果）、白扁豆、馬鈴薯等富含鉀的食物。

夏季 宜 持心情平和

盛夏酷暑蒸灼，不僅會加重高血脂頭暈、乏力等不適感，而且高溫會使人的精神、情緒產生波動，容易出現情緒煩躁、愛發脾氣、記憶力下降等「情緒中暑」。所以，高血脂患者在夏季更要保持心情平和，切忌急躁，對於調節血脂具有積極的作用。

秋季 宜 防「涼」

天氣寒冷時，毛細血管處於收縮狀態，血液循環減慢，加上人的食慾增加，攝入的熱量較多，而人的運動量減少，過多的熱量極易堆積在體內，引起血脂升高。另外，高血脂患者體質一般較差，寒氣侵襲容易誘發其他疾病。所以，高血脂患者在秋季，一定要及時增加衣物，做好保暖，並控制飲食、加強鍛煉，防止血脂升高。

秋季 宜 防「燥」

秋季氣溫降低，雨量減少，氣候偏於乾燥，人體經過夏季的消耗，各組織的水分處於相對不足的狀態，容易出現口乾舌燥、乾咳少痰、皮膚乾燥、頭痛、便秘等「秋燥症」。體內缺水時，則不利於體內多餘的脂質排出體外。所以，高血脂患者在秋季宜遵守「養陰防燥」養生原則，多吃滋潤多汁、滋陰潤肺的食物，如銀耳、雪梨、甘蔗、蓮藕、芝麻、糯米、菠菜、西蘭花等。

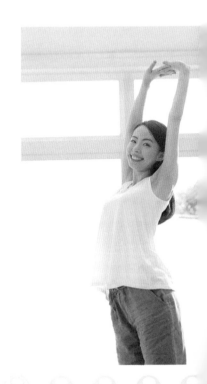

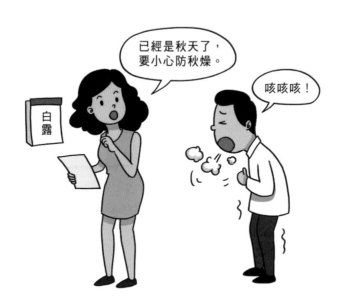

秋季 宜/護肺

傳統醫學認為，「燥易傷肺」，秋季氣候乾燥，宜重視養肺。如今，眾多醫者都大力提倡「心肺不分家」，認為心血管疾病患者往往患有肺部疾病，反之亦然。肺臟通過呼吸作用幫助人體獲得氧氣，排出二氧化碳，如果秋季肺臟功能減弱，影響氧氣的吸入，那人體的代謝功能便會受到影響，不利於脂質的代謝和排出。所以，高血脂患者在秋季要重視肺臟的養護，多吃些潤肺的食物、保證適度的有氧運動和愉悅的心情。

秋季 宜/防「秋乏」

秋季機體各系統從活躍狀態開始轉入生理性休整，所以人常感「秋乏」。由於高血脂患者長期患病，體質較差，「秋乏」症狀可能比正常人群要明顯。高血脂患者可以通過一些方法來緩解「秋乏」，如每天多睡1小時、伸伸懶腰、多曬太陽、常做有氧運動等。但有些疾病會使人感覺疲累，如果被誤認為是秋乏，可能延誤病情，因此感覺疲憊時要注意加以鑒別，以免貽誤治療。

秋天 宜 早睡早起

秋季自然界旺盛的陽氣開始減弱，陰氣逐漸增強，人體的養生應順應自然界的規律。秋季建議在晚上 10 時前入睡，應改掉「夜貓子」的習慣，使身體得到充分的休息。秋季早上是肺氣旺盛的時期，早起鍛煉，有利於增強心肺功能，維護心血管健康，並能提高身體的抗寒能力，可減少高血脂患者秋冬季節心血管意外發生的可能性。

秋季 宜 多曬太陽

充足的陽光可以抑制褪黑色素的分泌，秋季陽光的照射不再像夏日那樣強烈，人體的褪黑色素分泌增多，會抑制甲狀腺素、腎上腺素的分泌，使人感覺心情低落，對穩定和恢復高血脂病情不利。所以，高血脂患者秋季宜多曬太陽，不僅可以讓人心情變得開闊，而且有益於身體健康。

冬季 宜 「冬藏」

「冬藏」指的是進入冬季後，身體經過一年的消耗，此階段應養精蓄銳、休養生息，為來年補充精力。「冬藏」是符合自然規律的養生原則，對人體長久的健康有益。冬季天氣寒冷，對心血管來説是一種惡性刺激，易引起高血脂患者併發心血管疾病，所以高血脂患者在冬季更要重視「冬藏」。

冬季 宜 注意保暖

嚴寒冬季，人體血管收縮，如果高血脂患者的冠狀動脈收縮，可能會引發栓塞，導致供血、供氧不足，進而誘發中風、心肌梗塞等嚴重的心血管疾病，所以高血脂患者在冬季要格外注意保暖。首先，要適時增加衣服，注意全身保暖；其次，雙腳的保暖十分重要，因為寒從腳底生，外界的寒冷大多從穴位豐富的雙腳侵入人體。

冬季鍛煉 宜 合理安排

適度、長期的鍛煉對降低血脂很有幫助，高血脂患者在冬季不要放棄鍛煉，宜合理安排運動時間和控制好運動量。冬季儘量不要晨練；因為早晨神經系統處於抑制狀態，如果進行大幅度鍛煉，神經興奮性就會突然增高，容易誘發心血管疾病。鍛煉最好選擇在陽光充足、一天中溫度最高的時間段，比如下午兩三點鐘。

忌 晝夜顛倒

「日出而作，日落而息」是人類長期以來適應環境的結果，遵循正常的作息時間對保持良好的健康狀態非常重要。如果作息時間混亂，過夜生活、晝夜顛倒等，則會造成白天精力不足，夜晚睡眠不安，同時晝夜顛倒也是誘發血脂升高的重要因素之一。所以，高血脂患者切忌晝夜顛倒，保持良好的作息規律是降脂的基礎。

忌 開著燈睡覺

醫學專家研究發現，開著燈睡覺會抑制人體褪黑色素的分泌。褪黑色素可以抑制人體交感神經的興奮性，使血壓下降，心跳速度減慢，心臟得到休息，增強機體的免疫力，消除疲勞，甚至還可以起到殺死癌細胞的作用。另外，開燈睡覺時，人的睡眠質量受到影響，肝臟不能得到良好的休息，代謝脂質的功能減弱，不利於降低血脂。

睡前 忌 暴飲暴食

「晚餐吃少」這一養生經驗是有一定道理的，睡前飽餐對人體的健康危害極大。首先，睡前吃得過飽，胃裡的食物過多，會影響睡眠質量，並且腸胃負擔過重，長此以往容易引發腸胃疾病。其次，睡前食用的食物不能被及時消耗，就會在體內合成脂肪儲存在體內，易引起肥胖、血脂異常，並且食物殘渣被細菌分解後會產生多種有害物質，其中「苯酚」可進入血液，損害心血管健康。所以，高血脂患者晚餐宜清淡，晚上 8 點以後宜避免進食。

忌 睡前服用安眠藥或降壓藥

伴有失眠或高血壓的高血脂患者需注意，不能在睡前服用安眠藥或降壓藥。因為安眠藥和降壓藥物均能在不同程度上減慢睡眠時血液的流動速度，並使血液黏稠度相對增加，加上夜間人體血壓要低於白天，睡前服用上述兩種藥物無疑會增加高血脂患者併發心腦血管疾病的風險。因此，失眠高血脂患者儘量不要服用安眠藥，可以嘗試一些其他的助眠方法，如聽音樂、冥想等；合併高血壓的患者應遵循醫囑用藥。

睡眠 忌 仰臥

仰臥是常見的睡眠姿勢，但卻不適合高血脂患者。因為當人仰臥睡熟時，舌根及咽喉

部的軟組織處於非常放鬆的狀態，可能會堵塞呼吸道，易出現呼吸困難，導致缺氧。如果較長時間缺氧，造成動脈壁的內皮細胞通透性增高，血管壁內膜下的脂質沉積，會促使動脈粥樣硬化形成。當人的腦組織缺氧時，還可導致腦動脈舒縮功能減退和腦功能下降；當心肌缺氧時，還可誘發心絞痛。

忌 被子太厚

高血脂患者不宜選擇過於厚重的被子，因為高血脂患者體內的血液流動速度比正常人要慢，如果被子過厚，全身血液運行受阻，容易導致腦部血流障礙和缺氧，增加患腦中風的風險。另外，過厚的被子還可能壓迫胸部，妨礙呼吸，引起血壓升高，危害心血管健康。高血脂患者宜選擇質輕、保暖性能良好的被子。

忌 枕頭過高或過低

俗話説：「高枕無憂」，可事實並非如此。枕頭太高，血液流向頭部的速度減慢，流量減少，對於高血脂患者而言，容易誘發缺血性腦中風，並且過高的枕頭使頸部肌肉處於拉伸的狀態，人體容易越睡越疲勞；而枕頭太低，不利於腦靜脈血液回流到心臟，血液中脂質沉澱容易使腦部靜脈血管淤積，進而可引起大腦缺氧，這也是十分危險的。那麼，到底多高的枕頭合適呢？專家建議，枕高以 10~15 厘米較為合適，具體尺寸還要因每個人的生理弧度而定。

忌 忽視夜間痙攣

有些高血脂患者在半夜醒來後，常感覺腿部像灌滿了鉛、疲勞或灼痛，而坐起或輕微活動後，疼痛緩解。這是血脂過高發出的信號，因為當過高的血脂堵塞腿部血管時，腿部供血不足就會出現腿部痙攣的現象；如果不加以重視，則很可能延誤病情，甚至導致併發症的發生。所以，高血脂患者一旦發現夜間腿部痙攣的情況，應及時去醫院進行治療。

忌 起床過快

高血脂患者經過一夜的消耗，體內的水分減少，血液黏稠度增加、血流速度緩慢，加

上夜間血壓較低，立即起床容易導致血壓升高，以及心、腦等重要器官供血不足，出現頭暈、心悸等不適症狀。所以，高血脂患者早晨起床時，不妨賴一會兒床，先在床上簡單地活動一下四肢，還可做做乾洗臉、乾梳頭、按摩腹部等動作，待身體機能恢復平常狀態後再起床。

忌 貪睡賴床

賴床或貪睡的習慣容易引起體內生物鐘紊亂，導致腦垂體分泌的激素異常波動，影響人體健康。並且長時間賴床，人體血液循環比較緩慢，排泄能力下降，不能及時排出脂質和其他代謝物質，會對高血脂患者的病情造成不利影響。另外，經過一夜的消耗，此時腹部空空，如果不起床吃早餐，分泌的胃酸還會損害胃黏膜，誘發胃炎、潰瘍病及消化不良等疾病。所以，高血脂患者一定要改掉貪睡或賴床的壞習慣。

忌 長期臥床休息

高血脂患者不能以養病為藉口長期臥床休息，因為長期臥床不僅會加快機體組織和身體器官的萎縮退化，容易導致肢體的末端微循環障礙，還會使血液流速減緩，血液黏稠度增高，易形成下肢靜脈血栓。如果血栓脫落，隨血液出現在心、肺、腦等重要器官，則會有致命的危險。高血脂患者切忌長期臥床休息，堅持適量的運動才更有利於疾病好轉。

忌 長期便秘

便秘是日常生活中的常見病，其危害常常被人們忽視。如果腸道中的廢物不能及時排出，腸道便會進行二次吸收，毒素在體內累積，容易導致新陳代謝紊亂、內分泌失調。長期便秘，脂質不能及時代謝排出體外，過多的脂質儲存在體內，易導致血脂升高。高血脂患者平時應保證充足的飲水量，多吃含有膳食纖維的蔬菜和水果，積極防治便秘。

忌 忽視便意

便意是腸道給我們發出的排便信號，是人體自然的生理反應。但生活中很多人工作繁

忙，有了便意後如果正好手頭有其他事情，常常強忍便意。長期忽視便意，排便反射受到抑制，久而久之便意減弱，容易誘發便秘，導致排便困難，影響脂質和廢物的代謝。便意不明顯的高血脂患者，可每天清晨起床後定時蹲一蹲，堅持一段時間，能幫助建立排便反射。

忌 排便時不專心

很多人排便時喜歡看報紙或玩手機，這樣注意力集中在大腦，排便反射受到抑制，導致排便時間延長。排便時間過長還易導致排便困難、便秘，或引發痔瘡，一般情況下，排便時間不宜超過 5 分鐘。因此，排便時一定要集中精力，不要分心做其他的事情。

忌 排便用力

排便用力可能對正常人來説，不會造成什麼影響，但對於高血脂患者而言卻是十分危險的。因為高血脂患者清晨起床後，血液黏稠度較高，血壓也相對較高，倘若用力排便，腹壓增大，還會使血壓升高，易誘發中風、心絞痛、心肌梗塞或嚴重的心律失常。所以，高血脂患者排便困難時，不要盲目用力，宜多吃些幫助排便的食物，多做做腹部按摩和運動，必要時可在醫生的指導下服使用潤腸通便的藥物。

飯後 忌 立即吃水果

有些人習慣在飯後食用水果，認為這樣可以幫助胃腸蠕動，其實這是不正確的。飯後馬上吃水果，水果會被之前吃進的食物阻擋，而不能直接進入小腸消化，水果在胃中滯留會產生大量的氣體，導致腹脹、打嗝或是腸胃不適。並且還會使食物在胃內停留時間延長，可能對降脂造成不利影響。正確的做法是在進餐前 20~40 分鐘吃一些水果或飲用 1~2 杯果汁，或者在飯後 1 小時再進食水果。

飯後 忌 立即喝水

飯後馬上喝水，胃液會被稀釋，使胃中的食物尚未完全消化就進入小腸，不僅不利於人體吸收營養，而且也削弱了胃的消化、吸收能力，易影響脂肪的吸收和代謝。另外，飯後也不宜喝茶水，因為茶葉中含有大量單寧酸，飯後喝濃茶，會使剛剛吃進的還沒

消化的蛋白質同單寧酸結合在一起形成沉澱物，影響蛋白質的吸收；茶葉中的物質還會妨礙鐵元素的吸收。

飯後 忌 劇烈運動

飯後立即進行劇烈活動，對健康也是十分不利的。因為劇烈運動或勞動時四肢肌肉需要有較多的血液供應，身體分配給胃腸道的血液就會相對減少，食物的消化吸收必然會受到影響，脂質容易在腸胃中堆積。另外，飯後胃中食物較多，如果運動或勞動過度，容易造成腹痛、胃下垂等病變。故運動或勞動宜安排在飯後 1 小時之後進行。

飯後 忌 立即洗澡

俗話說：「飽不洗頭，餓不洗澡。」這是有一定科學依據的，洗澡時人體消耗了大量的體力，餓著洗澡很容易出現低血糖，甚至暈倒。那麼，吃飽後洗澡是不是就正確呢？專家指出，吃飽後洗澡會使本應分配到胃部的血液流向皮膚和四肢，消化液分泌減少，消化功能減弱，沒有被消化的食物就會轉變為脂肪，對高血脂患者十分不利。對此，建議飯後 1~3 小時再洗澡。

春季 忌 吃「上火」食物

入春後就到了護肝的季節，但由於天氣仍較為寒濕，很多人仍喜食火鍋、煎炸食物等易「上火」食物，這樣容易導致肝氣過盛，出現眼睛紅腫疼痛、咽喉腫痛、牙齦出血腫痛、大便乾燥等症狀，不利於脂質代謝。高血脂患者在春季更應管住自己，少吃易「上火」的食物，宜多吃新鮮的蔬菜和水果。

春季 忌 忽視防「風」

春季氣候轉暖，空氣中浮塵和病毒較多，所以春季是上呼吸道感染、皮膚過敏的多發季節。高血脂患者由於長時間處於患病狀態，體質較差，更容易受到疾病的侵襲。所以，高血脂患者在春季應注意防風，多喝水，儘量少去人口密集的地方，可適當增加活動量來增強體質。

夏季 忌 忽視降溫

夏季天氣炎熱，人出汗較多，高血脂患者如果不注意降溫、補水，血容量不足和血液黏稠度增高，還容易導致腦血管堵塞，發生缺血性腦中風。不管是預防中暑還是熱中風，高血脂患者都應注意降溫、補水，不要長時間待在烈日下。

忌 將冷氣機溫度調得過低

高血脂患者在夏季降溫時，不宜將冷氣機溫度調得過低，否則血管收縮，血液循環受阻，反而增加了心腦血管突發意外的風險。冷氣機溫度過低，室內外溫差過大，容易引起體內調節系統功能紊亂，不利於體內廢物的排出，還容易引起感冒、中暑、精神不振等「冷氣病」。通常冷氣機的溫度最低不宜低於 22℃，夜間冷氣機溫度不宜低於 24℃，室內外溫差不宜超過 5℃。

夏季 忌 洗冷水澡

炎熱的夏季，沖個冷水澡會感覺全身透涼爽快，但這樣非常不利於身體健康。夏季由於易出汗，皮膚的毛細血管處於舒張的狀態，沖冷水會使皮膚毛孔遇冷驟然收縮，容易影響正常的血液循環。同時，沖冷水澡雖然皮膚表面感覺清涼，但體內的熱量沒有散發出來，反而容易引起中暑或加重高血脂的症狀。所以，夏季宜用熱水洗澡，能促進血液循環，有利於身體散熱。

夏季 忌 忽視防潮濕

夏季天氣炎熱、雨水較多，環境容易潮濕。潮濕、悶熱的環境不利於機體散熱，容易產生頭暈、胸悶等症狀，並影響脂質代謝，還可對人的血壓、血沉、尿量等產生影響。夏季應注意多通風除濕，防止室內潮熱，床上被褥也應經常放在太陽下曝曬以去潮氣。

秋季 忌 進補過度

經過一夏的消耗，身體需要適當進補，幫助增強體質，提高機體抗寒能力。但天氣轉寒，人的活動量減少，加上人的食慾增加，如果進補過度，體內過剩的熱量便會轉化為脂肪堆積起來，容易引起血脂升高。所以，高血脂患者在秋季忌進補過度，宜遵循「不虛不補」、「缺什麼，補什麼」的原則，並且保持適度的運動量。

冬季 /忌 洗澡時間過長

高血脂患者在冬季洗澡時，除了注意保暖外，還要避免洗澡時間過長。因為洗澡水溫較高，會產生大量的水蒸氣，容易造成空氣中氧氣含量不足，如果引起大腦、心臟等重要器官缺氧，則可能誘發腦中風、心肌梗塞，甚至猝死。所以，對於高血脂患者來說，冬季洗澡時間過長是十分危險的，洗澡時間最好控制在 10~20 分鐘，洗澡期間最好有家人陪同。

冬季 /忌 蒙頭入睡

冬季氣溫較低，一些人會不自覺地蒙頭入睡，被窩中空氣較為密閉，氧氣減少、二氧化碳較多，睡醒後容易出現頭暈、頭痛、頭脹、眼花、疲勞、思維遲緩等。對高血脂患者來說，蒙頭入睡容易引起缺氧，還可能誘發心血管疾病，如果在半夜病情發作，而不能採取有效措施，那結果是十分危險的。所以，高血脂患者一定要改掉蒙頭入睡的壞習慣，並且入睡時要保證臥室內空氣流通。

/忌 只靠生活方式降脂

很多高血脂患者認為只要適度運動、飲食控制，管理好自己的生活方式就可完全降脂，沒有必要服藥，其實這樣的想法有失偏頗。絕大多數高血脂都是需要藥物治療的，生活方式的調整只能作為輔助降脂的手段。如果進行飲食和運動調整一個月後，血脂仍沒有明顯的改善，就需要使用藥物進行治療。尤其是家族性高膽固醇血症患者，更要引起重視，否則還會增加心血管疾病的風險。

/忌 忽視健康的生活方式

有些高血脂患者覺得只要堅持長期、規律地服藥就能夠使血脂平穩，不需要改變生活方式，對吸煙、飲酒、飲食口味重等不良習慣不加以控制，這也是一種錯誤的想法。藥物治療應該建立在健康生活方式的基礎之上，兩者缺一不可。其實生活方式的調整是高血脂的治療的基礎，在高血脂的治療中佔有重要地位，生活方式的調整包括減輕體重、合理膳食、適當運動等。如果不改變生活方式，不僅會影響降脂藥物的效果，還會增加併發症的風險。

第五章

高血脂患者日常工作宜/忌

你是否經常食用高脂肪、高蛋白、少膳食纖維、少維他命的工作餐？你是否一工作起來，就一坐一整天？你是否每天都長時間對著電腦……這些小事看似理所當然，卻危害著身體健康，且不利於降低血脂。

工作餐 宜/注意合理搭配

方便、快捷的工作餐是上班族的首選,殊不知,這種工作餐往往存在著很多問題,如缺乏營養、能量過高等,長期食用,對血脂的控制非常不利。那麼,高血脂患者應該如何選擇工作餐呢?

在選擇工作餐時,應該注意葷素搭配。葷菜以雞鴨、魚蝦為首選,其次應選擇豬牛羊肉,這樣可以減少脂肪的攝入。素菜要保證綠葉新鮮蔬菜的補充,小青菜、油麥菜、通菜都是較好的選擇。除此之外,還要經常食用一些紅色蔬菜,如番茄、紅蘿蔔等富含茄紅素和胡蘿蔔素的食物,這樣可以有效提高機體抗氧化能力,使自己在工作時精力充沛。

工作餐 宜/保證主食的食入量

在選擇工作餐時,許多上班族偏愛於高脂肪、高蛋白的食物,且主食的食入量很少,這是不健康的飲食方式。因為食物中的脂肪、蛋白質、碳水化合物等營養素在代謝過程中是相互影響、相互利用的。食入的碳水化合物,能為脂肪、蛋白質的消化吸收及在體內的利用和儲存提供必要的能量,如果食入的碳水化合物較少,則勢必使脂肪、蛋白質的吸收利用大打折扣,而且會引起人體消化不良、食慾不振。因此,高血脂上班族在選擇工作餐時主食不要攝入過少,每天不應少於 150 克。

上班族 宜/經常食用水果

上班族經常食用水果,可以保證飲食中食物纖維的含量。上班族長期在辦公室坐著工作,加上運動減少,給人體帶來健康隱患,每日攝取一定量飲食纖維,對增強消化功能、防止便秘有著舉足輕重的作用,並且可以減少血液中膽固醇的含量、降低血糖水平、防止肥胖等,對降低血脂很有利。高血脂上班族宜選擇含糖量低、能降血脂的蔬果,如青瓜、番茄、柚子、蘋果、梨、山楂、士多啤梨、火龍果等。

上班族 宜/補充維他命和礦物質

上班族如果工作忙,沒有時間多吃水果,可以用一些果汁飲品來代替,如各種鮮榨汁、蔬菜汁等,也可服用維他命或礦物質補充劑。最好選用複合營養補充劑,不要選單一

品種、大劑量的營養補充劑，如 400 毫克 1 片的維他命 E。其實，正常人每日維他命 E 的需要量為 14 毫克，如果從美容或是延緩衰老的角度出發，每日 50 毫克就已經足夠了。如果長期大劑量服用維他命 E 反而會提高血液的黏滯度，誘發血栓形成。

上班族　宜／小心「垃圾食品」

「垃圾食品」是指那些僅提供一些能量，而沒有其他營養的食物，或是提供超出人體需要的食物，如鹹肉、鹹菜等，會讓人攝入過多的鹽分，使人體內潴留過多的鈉，從而危害健康。在我們身邊有許多這樣的「垃圾食品」，而上班族常常是它們嚴重危害的對象，如汽水、可樂、糖果、口香糖、朱古力等，它們除提供糖分熱量外，沒有什麼其他的營養價值。薯條等休閒食品，除了提供澱粉和油的熱量外，也沒有太多的營養成分。而通常被人們視為「垃圾食品」的漢堡、炸雞、披薩等，這些食品含有許多熱量，容易讓人攝入的熱量在不知不覺中過量，易導致血脂升高。

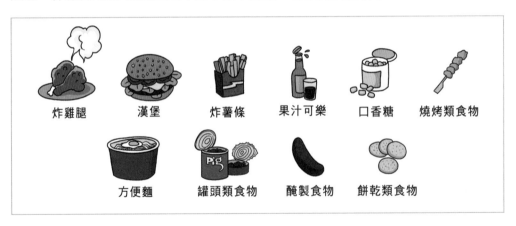

炸雞腿　　漢堡　　炸薯條　　果汁可樂　　口香糖　　燒烤類食物

方便麵　　罐頭類食物　　醃製食物　　餅乾類食物

上班族患者　宜／科學補水

長期在辦公室乾燥的環境下，容易因缺水引發各種疾病，也不利降低血脂。因此，上班族患者宜科學補充水分，可以用「內外兼修」的方法來補水。「內」就是指多飲水，喝一些具有潤燥生津功效的飲品；吃含水量超過 70% 的保濕蔬果，如青瓜、葡萄、梨、蘋果、柑橘等，達到由內而外抗乾燥的目的。「外補水」可以在辦公桌上擺放綠蘿、富貴竹、水仙等水生植物，自然蒸發的水汽可有效增加局部環境的濕度，或者使用保濕噴霧，噴霧式的滋潤不僅可保濕肌膚潤澤，也可以清新提神。

上班族患者 宜/ 巧吃應酬飯

「應酬飯」的主要問題在於不均衡膳食，如過於油膩、動物性食物過多，穀類、蔬菜等植物性食物太少。長期吃易導致體內飽和脂肪酸升高，肥胖症、糖尿病、高血脂、心血管疾病就會隨之而來。因此，高血脂患者在吃「應酬飯」的時候要注意，儘量挑選少油、少鹽、少糖的素菜食用，主食應當以穀類為主，並注意粗細搭配。同時「應酬飯」少不了喝酒，若飲酒最好飲用低度酒，不可過量。

上班族患者 宜/ 飲山楂荷葉茶

- ☑ 做法：將山楂 25 克、荷葉 15 克、紅棗 3 克，放入沸水中繼續煮沸 5 分鐘，去渣後放涼後即可飲用。
- ♡ 功效：荷葉中的生物鹼具有降血脂的作用，作為近年來減肥的新興力量，荷葉尤其適合肥胖的高血脂患者減輕體重。山楂含有豐富的胡蘿蔔素、維他命 C、黃酮類物質以及乙醯膽鹼等營養素，具有擴張血管、軟化血管、降低血壓以及膽固醇等功效。紅棗所含的蘆丁可以軟化血管、降低血壓，尤其適合高血脂合併高血壓的患者食用。這款茶可降脂、降壓、減肥、清心。

上班族患者 宜/ 飲普洱菊花茶

- ☑ 做法：將普洱茶 3 克、菊花 3 朵，放入杯中，加適量開水沖泡即可。
- ♡ 功效：普洱茶的保健效果極強，經過特殊工藝處理後的茶葉能夠起到降低血壓、擴張血管、抑制膽固醇黏附於血管壁的作用。菊花既可以明目清熱，又可以降壓降脂。這款茶可降脂、降壓、減肥。

上班族患者 宜/ 飲山楂決明子茶

- ☑ 做法：將 30 克的山楂和決明子放入鍋中煮沸，倒入保溫瓶中浸泡 12 小時，即可飲用。
- ♡ 功效：決明子所含的低聚糖具有降壓、降低總膽固醇和甘油三酯的作用，山楂同樣具有防治心血管疾病的功效，所含的多種維他命和礦物質能夠擴張和軟化血管、降低膽固醇。這款茶可降脂、降壓。

上班族患者 宜 飲絞股藍茶

- ☑ 做法：將絞股藍茶 3 克放入杯中，加適量開水沖泡放至溫熱。
- ♡ 功效：絞股藍對於血壓、血糖和血脂具有良好的調節作用，高血脂患者經常喝點絞股藍茶能夠達到軟化血管、阻止脂質在血管壁沉積、保護血管內壁、降低血液黏稠度的效果，在預防動脈粥樣硬化和腦血栓等疾病方面也有顯著的功效。這款茶可降脂降壓。

上班族患者 宜 飲荷葉雙花茶

- ☑ 做法：將荷葉 20 克、菊花 3 克、茉莉花 3 克放入杯中，加適量開水沖泡，蓋上蓋子悶 15 分鐘後即可飲用。
- ♡ 功效：茉莉花氣味清香，具有降低血壓、強健心臟的作用。荷葉對於降低血液膽固醇和甘油三酯具有積極的意義。這款茶可降脂、降壓。

上班族患者 宜 飲三寶降脂茶

- ☑ 做法：鍋中加適量清水，放入綠茶 2 克、菊花 10 克、山楂 25 克，小火熬煮，煮沸後繼續煮 5 分鐘即可。
- ♡ 功效：綠茶中含有豐富的兒茶素，抗氧化作用極強，經常喝些綠茶有助於降低血脂、抑制動脈粥樣硬化。菊花和山楂同樣具有良好的降壓降脂作用，三種食材搭配使用更能提高保健功效。這款茶可降壓、降脂、明目、提神。

高血脂患者 宜 走路上班

如果家與辦公室的距離不遠，高血脂上班族宜走路去上班。因為走路是一種很好健身方式，有減脂瘦身的功效，非常適合忙碌的上班族患者。為了增強鍛煉效果，高血脂患者在走路上班的時候，不可過於隨意，最好挺胸、收腹，夾緊臀部，以鍛煉腰腹部的肌肉。另外，可稍稍加大走路的步幅，或者利用隨身的拎包來鍛煉手臂的力量。堅持一段時間下來，血脂會有所下降，並且各種併發症的發生率也會大大降低。

宜 在等電梯時活動健身

如今大都市的寫字樓越來越高，等電梯往往需要數分鐘的時間。高血脂上班族因為工

作忙碌，很少有時間去做健身活動，而等電梯的這幾分鐘是個很不錯的健身機會。俯身手臂屈伸的動作就很適合在這時候練習。具體做法是：一隻手臂向前伸直支撐到牆壁上，另一隻手持公文包自然下垂，同時抬頭挺腰，保持上半身與地面平行；利用肱三頭肌的力量將公文包向後方拉起至手臂伸直為止，停頓約 1~2 秒後重複練習。

乘坐巴士時 宜/ 減脂

身處大都市，很大一部分人每天擠巴士或地鐵上班，其實在巴士或地鐵裡也可以活動健身。高血脂患者可以巧用公文包來訓練腰腹部的力量，增強機體調節血脂的能力。具體做法是：兩手用力緊壓包包，並盡力向內收縮腹部，直到腹肌緊繃為止，同時背部挺直，用力壓向椅背。這套動作簡單易做，每天養成做這個動作的習慣，可幫助高血脂患者消除腹部堆積的脂肪。

宜/ 用巴士車環巧鍛煉

高血脂患者在乘坐巴士上下班時，可以利用車上的吊環、欄杆等來鍛煉手臂、腹部的肌肉，宜增強體質，提高自身的免疫力。具體做法是：雙腳分開自然站立，雙手握住吊環，可時而緊握，時而放鬆，重複練習數次；也可以手握吊環，身體挺直腰背向前傾，直到感覺背部肌肉緊繃為止；夠不到吊環者，可手握欄杆，像跳芭蕾舞一樣用腳尖站立，累了休息片刻後繼續重複練習；或者手握欄杆，邊數節拍邊用力收腹。

宜/ 利用工作間隙巧鍛煉

高血脂患者需要適量的運動幫助穩定血脂，可是上班族一天到晚忙個不停，根本沒有時間運動健身。即使抽出時間運動，也是斷斷續續的，效果也不好。其實只要有心，即便只有短短「幾分鐘」也是可以的。許多運動是可以「隨意」進行的，比如打電話、寫字、打字時，也可以順便做腿部鍛煉；平時走路時可有意識地伸直臂、挺胸收腹；工間休息時，可做做伸展運動，這都是非常便捷的運動方法。

宜/ 利用工作間隙鍛煉頸部

如果使用電腦工作的時候，經常架著胳膊，低著頭，不到一小時就會感到腰背酸痛，

脖子和肩膀麻木，手臂也不靈活。如果這樣的坐姿維持一段時間，就可能手臂發麻，頸椎關節僵硬，血液循環變差，會影響大腦的供血、供氧量，這對高血脂患者是十分危險的。所以上班族不妨經常做做米字操：

✔ 動作1： 自然站立，兩腳分開與肩同寬，雙手自然下垂，挺胸提臀。頭部向左轉，眼睛餘光看向左肩頭，自然呼吸3次；頭部回到正中，自然呼吸1次，右側重複上述動作。

✔ 動作2： 頭部向前低下，下巴貼近鎖骨，自然呼吸2次；頭部回到正中，自然呼吸1次。

✔ 動作3： 頭部向後仰，自然呼吸2次；頭部回到正中，自然呼吸1次。

✔ 動作4： 伸直右手、略高於肩，頭部向左肩儘量歪斜，自然呼吸2次；頭部回到正中，自然呼吸1次，右側重複上述動作。

宜 利用工作間隙鍛煉肩部

上班族要經常鍛煉肩部，不僅可以緩解肩痛，也有利於改善頸椎部位的血液循環，促使大腦供血增多，預防中風。高血脂患者可經常拉伸一下肩部的斜方肌：

✔ 動作1： 端坐在椅子上，全身放鬆。將左手臂高舉，繞過頭頂正上方，揪住右耳，右側聳肩再放鬆，持續5次，儘可能拉伸斜方肌。

✔ 動作2： 換另一側重複同樣的動作。

宜 利用工作間隙鍛煉背部

上班族經過較長時間的工作後，常常會感到背痛，而且許多辦公室一族由於長年累月不正確坐姿的緣故，導致背部微彎不能挺直，從而影響到自己的形體美。因此，上班族平時在家可以練練滾背操，能按摩背部，改善全身的血液循環，並且還能養護脊椎。

✔ 動作1： 平躺在墊子上，雙膝彎曲，雙手從膝蓋下方抱住雙腿。

✔ 動作2： 吸氣，腹肌用力，使背部慢慢抬高離地。

✔ 動作3： 吐氣，使身體向前方坐起。接著，將身體向後傾倒，如此來回滾背10次。

宜 利用工作間隙鍛煉腰部

腰部是人體脂肪最容易堆積的地方之一，腰部鍛煉有助於幫助上班族減掉腰部多餘的

脂肪，防止血脂升高，增加腰部肌肉彈性，增強周圍肌肉的活力，維護腰椎關節的靈活性。平時可以經常練習燕子飛的動作，對緩解腰椎疲勞，減少腰部脂肪很有幫助。

- 動作 1： 俯臥，腹部緊貼地面，將頭部和胸部稍微抬起。
- 動作 2： 雙臂伸直，向兩側展開，兩腿併攏後伸直。
- 動作 3： 將頭部、胸部、四肢同時盡力向上抬起，至極限處保持 5~10 秒，重複 20 次。

宜 利用工作間隙鍛煉腹部

對於大多數人而言，腹部甚至比腰部更容易堆積脂肪，並且腹部脂肪因距離心臟較近，最容易被動員起來進入血液循環，引起血脂升高。高血脂上班族平時多做做腰腹部扭轉操，能促進腸胃蠕動，避免脂肪堆積：

- 動作 1： 坐在墊子上，挺直腰背，右腿屈膝踩在左腿外側，左腿伸直不要彎曲。
- 動作 2： 吸氣，慢慢向左側扭轉上半身，將右手肘部抵住左腿膝蓋，左手伸直、按住地面，保持這個姿勢 10 秒。
- 動作 3： 呼氣，將上半身慢慢回正，換另一側重複相同動作。

宜 利用工作間隙鍛煉臀部

上班族常常在辦公椅上一坐就是一整天，不僅會導致臀部肌肉疲勞，也會導致臀部脂肪不斷堆積。對於高血脂患者來說，不管是身體哪個部位的脂肪，都應引起重視，避免臀部脂肪堆積可以多練習弓步操，能拉伸臀部肌肉，還有利於緩解一天的疲勞。

- 動作 1： 自然站立，右腿向前邁一大步，右腳尖朝前，左腳向外轉 45°，身體向下壓，儘量使大腿與地面平行、與小腿垂直，脊椎不要彎曲，保持 5~10 秒。
- 動作 2： 換身體左側重複，左右各 20 次。

宜 利用工作間隙鍛煉腿部

上班族鍛煉腿部不僅僅是為了腿部的健美，更是為了身體的健康。鍛煉腿部能促進全身的血液循環，加強新陳代謝，防止脂肪堆積，還能延緩人體老化。下面的抬腿操非常適合高血脂患者練習，有利於減肥瘦腿。

🍰 動作 1： 仰臥在墊子上，雙手放在身體兩側，上半身保持不動，兩腿伸直、向上
　　　　　　緩緩抬起，至兩腿與上半身成 90°，再緩緩放下，重複 15 次。

🍰 動作 2： 俯臥在墊子上，將右腿伸直後抬起，堅持 5 秒鐘後放下，再抬起左腿保
　　　　　　持 5 秒鐘，兩腿交替進行。

工作間隙 宜 做下蹲運動

下蹲是一種簡單、有效的養生運動，可促進全身的血液循環，輔助降低血脂，高血脂
患者在辦公間隙不妨試試。具體做法是：雙腳分開自然站立，然後雙手扶椅慢慢下蹲
（在這個過程中要儘量保持上半身平直），停留 10 秒左右再兩手叉腰緩慢起身，宜
重複做 10~15 次。需要注意的是，做的過程中要避免猛蹲猛起，並且老年高血脂患
者不宜做這個運動。

宜 巧用椅子做健身操

一張辦公椅，巧妙利用的話也是一個很好的健身道具。高血脂患者可以每天利用它來
鍛煉幾分鐘，以促進全身的血液循環，增強抗病能力，降低血脂。具體做法是：挺直
腰背坐在椅子上，盡力收緊腹部，雙手支撐住椅面，然後利用臀大肌的力量將臀部抬
離椅面 10 厘米左右，堅持 4~6 秒後放鬆身體，恢復起始坐姿，每次練習重複 4~8 次。

宜 進行弓步走減脂

經常採用坐姿的上班族患者，較易形成腹部脂肪堆積，不加注意的很容易被脂肪肝糾
纏。因此，高血脂患者平常在辦公室最好做做「弓步走」鍛煉，促進身體尤其是腹部
脂肪的燃燒，幫助控制血脂。練習弓步走的時候，要保持膝蓋與腳尖的垂直，前行時，
膝蓋逐漸貼近地面，然後緩慢抬高膝蓋，逐漸在前行的時候恢復直立姿勢。初學者每
天可練習 40 步左右，然後可根據自身情況逐漸增加難度。

高血脂夜班族 宜 自我保健

醫學專家提醒，熬夜會損害身體健康。因為人體腎上腺皮質激素和生長激素都是在夜
間睡眠時才分泌的。腎上腺皮質激素在黎明前分泌，具有促進人體糖類代謝、保障肌

肉發育的功能；生長激素在入睡後方才產生，既促進青少年的生長發育，也能延緩中老年人衰老。所以，一天中睡眠最佳時間是晚上 10 時到凌晨 6 時。經常熬夜的上班族應適當吃富含維他命 A 的紅蘿蔔、南瓜、韭菜、橙子、香蕉，以及富含 B 族維他命的瘦肉、魚類、豆類及豆製品、奶類及奶製品、麥片、海帶、椰菜花，還可以吃些花生、杏仁、腰果、核桃，它們營養豐富且膽固醇含量低，有利於緩解疲勞、恢復精力。經常熬夜的上班族應根據作息時間表，並不斷修改至適應，還可根據自己的年齡和興趣進行鍛煉，提高身體素質。當然，能不熬夜儘量不要熬夜。

宜/ 躬身自測心臟健康

血脂高了，血液中存在的垃圾也會變多，導致血管壁增厚，血流速度減慢，甚至導致心臟供血不足，誘發心臟病。所以，高血脂患者平時宜躬身自測心臟健康，測試前先靜坐 5 分鐘，測得每分鐘脈搏數 A；然後身體直立，上體微向前屈，再還原，連續做 20 個（頻率適中），繼續測出脈搏數 B；休息 1 分鐘，再測脈搏數 C。將三次脈搏數相加，減 200，再除以 10。

得出的結果在 0~3，說明心臟強壯，在 3~6，說明心臟良好；6~9，狀態一般；9~12 恐怕你要時刻關注心臟的問題了；若是在 12 以上，最好到醫院檢查一下心臟。

宜/ 爬樓梯測體力強弱

高血脂患者宜採用爬樓梯來測體力。一般以 5 層樓為限，30 歲左右的人，一步邁兩層台階，能快速登上 5 層樓，仍覺得輕鬆，說明健康狀況良好；50 歲左右的人應該能一級一級登上 5 層樓，中途不休息，不用借助扶手，沒有明顯的氣喘現象，說明健康狀況不錯。不論哪個年齡階段的人，如果氣喘吁吁，心跳加速，說明體力較差；登上 3 樓就又累又喘，意味著身體虛弱，應加強鍛煉。

電腦族患者 宜/ 注意工作環境

許多高血脂患者每天都要對著電腦，可卻忽略了電腦配件的擺放問題，認為電腦配件的擺放對人體健康沒有什麼影響。其實不然。首先螢幕的高度會影響頸部的姿勢，過高或過低都不好，合適的高度是：當你目光平視時，大約落在螢幕的上緣。鍵盤放在身體的正前方，當你把手放在鍵盤上時，手臂是輕鬆、下垂、靠近身體兩側，手肘成大

約 90°，避免身體的扭轉。鼠標的擺放高度與鍵盤一樣，儘量擺在靠近中線的位置。

桌上 宜 擺放綠色盆栽

為了營造一個舒適、健康的辦公環境，上班族患者可以在辦公桌上擺放一些綠色盆栽，以幫助淨化空氣，緩解眼疲勞，減輕輻射。蘆薈可以分解電腦排出的有害氣體，比如苯、甲醛等；富貴竹能釋放大量氧氣，有增加空氣濕潤度，緩解乾燥的作用；仙人掌或仙人球是吸輻射之王，能大大減少電磁輻射。總之，這些綠色植物不僅可以讓人心情愉悅，還能為調節血脂、改善高血脂症狀做出一份貢獻。

辦公室 宜 經常開窗換氣

研究發現，空氣污染可能會誘發高血脂或加重高血脂病情，因此高血脂患者在辦公室的時候，最好經常開開窗，以保持室內空氣的流通與清新。清晨或雨後是開窗的最佳時間；因為此時空氣中的含氧量高，塵埃和污染物都較少。夏季開窗通風的時間宜長些，高溫的時候可向地上灑水以增加空氣濕潤度；春秋季開窗換氣的時間不要過長；冬季開窗換氣的時候，要注意保暖。

高血脂電腦族 宜 端正姿勢

由於多數上班族每天都要面對電腦工作，姿勢不當容易導致頸椎過於疲勞，頸椎不正還可能壓迫頸動脈，造成大腦供血不足，這對高血脂患者而言是十分危險的。所以，電腦一族宜端正姿勢，首先上半身應保持頸部直立，使頭部獲得支撐，眼睛與螢幕的距離應在 40~50 厘米，使雙眼平視或輕度向下注視螢幕。兩肩自然下垂，上臂貼近身體，手肘彎曲呈 90°，操作鍵盤或鼠標，儘量使手腕保持水平姿勢，手掌中線與前臂中線應保持一直線。下半身腰部挺直，膝蓋自然彎曲呈 90°，並維持雙腳著地的坐姿。

宜 安裝筆記本電腦架

如今，筆記本電腦在辦公室的普及度越來越高，成為白領們的辦公新寵。不過，對高血脂上班族來說，筆記本有著不少的健康隱患。筆記本一般是直接放在桌上的，往往

需要人不停低頭去看螢幕，時間一久，容易容易對頸椎、脊椎、肩膀造成傷害，從而間接影響病情的恢復。因此，經常使用筆記本的糖友可以在辦公桌上按一個筆記本電腦架，以幫助改善坐姿，保持健康。

高血脂電腦族 宜 常清潔鼠標鍵盤

上班族患者日常使用的鼠標鍵盤，是容易藏汙納垢的地方，有調查顯示，電腦鍵盤長時間不清洗的話，每平方厘米的微生物數量竟會多達 510 個。鼠標和鍵盤比較容易受到汗液、唾沫星子、灰塵等的污染，滋生和散佈細菌，而高血脂患者由於體質較弱，不注意清潔鍵盤或鼠標的話，容易受到病菌的感染，引起身體的不適。因此，上班族患者最好每天下班前將鍵盤反過來輕輕拍打，去除灰塵，或者用專用的清潔劑擦洗鍵盤和鼠標。

高血脂電腦族 宜 注意保護視力

經常使用電腦的上班族要注意保護視力，建議距離電腦螢幕為 50~70 厘米，高血脂患者的螢幕應略低於眼水平位置 10~20 厘米，呈 15~20°的下視角。雙眼平視或輕度向下注視螢幕，可以減少眼球疲勞的概率，並且放鬆頸部肌肉。還要避免長時間連續操作電腦，使用電腦每隔 1 小時，應休息 5~10 分鐘，做做伸展操或局部按摩。

高血脂電腦族 宜 注意補充營養

在電腦螢幕前工作時間過長，視網膜上的視紫紅質會被消耗掉，而視紫紅質主要由維他命 A 合成。因此，經常在電腦前工作的人應多吃些紅蘿蔔、白菜、豆芽、豆腐、紅棗、橘子以及牛奶、雞蛋等食物，以補充維他命 A 和蛋白質。此外，海帶、椰菜、茄子、扁豆、青瓜、番茄、香蕉、蘋果、蘿蔔等食物，具有防輻射損傷的功能，也宜適當補充。

高血脂電腦族 宜 注意清潔皮膚

常用電腦的人會發現，自己原本光潔的皮膚漸漸大不如前，如臉上開始出現色斑、黑斑、痘痘或皮膚變得乾燥。這是因為電腦螢幕表面存在著大量靜電，其集聚的灰塵可轉射到臉部和手部皮膚裸露處，時間久了，易發生斑疹、色素沉著，嚴重者甚至會引

起皮膚病變等。因此，用完電腦後要徹底清潔皮膚，可以先使用溫水清洗面部，去除靜電吸附的塵垢，再配合潔面乳徹底清潔殘存在毛孔中的污垢，清潔完後再用清水洗淨，以促進臉部血液循環，加速新陳代謝，使皮膚更具活力。

忌 患了高血脂就拒絕工作

有高血脂患者自從被檢查出了疾病，認為自己是病人，就不再出去工作了。其實，這是一種錯誤的認識和做法。高血脂不是什麼嚴重的疾病，適當地工作不僅不會影響調治，還有利於病情的恢復。患者如果得病後就不去工作，不僅會增加經濟負擔，而且長期在家，容易與社會脫節，交際和活動的圈子會越來越窄，時間一長就會產生焦躁、鬱悶的情緒，心理壓力會越來越大，這都不利於血脂的控制和病情的恢復。

高血脂上班族 忌 應酬過多

很多生意都是在酒桌上談成的，作為上班族，參加應酬是難免的。不過高血脂上班族最好不要應酬過多，因為出去應酬一般是大吃大喝，往往會使身體營養過剩，長期下來，容易產生肥胖，不利於血脂的控制。經常應酬的人，通常血脂控制不佳，各種併發症的發生率也更高。可以說，應酬多、雞鴨魚肉地大吃大喝，是誘發高血脂的直接原因之一。

高血脂上班族 忌 忽略做檢查

醫學專家指出，一旦確診高血脂，患者除了注意調理、服用藥物外，還要定期去醫院做檢查，以監測自己的病情。如果檢查結果出現異常，可以及時對用藥和生活習慣做出調整，從而避免併發症的發生。上班族患者要注意，切不可因為工作忙碌忽視了定期檢查。在工作的壓力、不斷的應酬中，血脂很容易發生異常，再加上不去定期檢查的話，就有可能使病情出現變化和反復，不利於健康的恢復。

高血脂上班族 忌 夜生活豐富

有不少的都市白領在結束一天緊張、繁重的工作後，可能會選擇去酒吧放鬆一下，或者是參加各種聚會，或者在家玩遊戲到深夜。普通健康人尚且不崇尚這樣的生活方式，高血脂患者更加要避免。上班族本來白天工作了一天，身體已經進入了疲乏狀態，下班後若繼續各種玩，會透支身體的健康，不利於血脂的控制，甚至會引發嚴重的併發症。因此，上班族下班後應多多休息，切忌夜生活過於豐富。

高血脂上班族 忌 吃洋快餐

洋快餐主要以油炸食品為主，由於其具有「三高三低」的特點，即高能量、高蛋白、高脂肪、低礦物質、低維他命、低纖維，故被稱為「垃圾食品」。其營養成分構成非常不合理，缺乏綠葉青菜所帶來的纖維素、維他命，而且以油炸高脂肪食物居多，長期食用易加重高血脂病情，所以高血脂患者要儘量少吃或者不吃洋快餐。

高血脂上班族 忌 常吃方便麵

方便麵是經過油炸後乾燥密封包裝而成，方便麵中多少都會含有食用油，若放置的時間過長，方便麵之中的油脂就會被空氣氧化分解，生成有毒的醛類過氧化物。食用後容易引起頭暈、頭痛、發熱、嘔吐、腹瀉等中毒現象。方便麵的主要成分是碳水化合物，湯料只含有少量味精、鹽分等調味品，長期將方便麵作為工作餐，很容易導致人體營養缺乏，對健康極為不利。並且方便麵是油炸食品，屬高熱量的食物，含膽固醇較高，高血脂患者最好不要吃方便麵。

高血脂上班族 忌 饑不擇食

上班族由於工作繁忙，常常不能按時飲食，導致饑餓時常常饑不擇食。平時有益健康的食品，有時並不適合饑餓時食用，否則會給健康埋下隱患。例如，空腹吃香蕉可使人體中的鎂、鉀元素突然增高，從而破壞了人體血液中的鈣、鎂平衡，鉀、鈉平衡，影響心血管系統的功能。此外，還不宜通過番茄、柑橘、山楂、糖、冷飲、酸奶、牛奶、豆漿、大蒜等食物來充饑。可以適當吃青瓜、梨、蘋果、葡萄、火龍果、梳打餅乾、杏仁等。

高血脂上班族 ／忌 經常吃宵夜

很多上班族晚上加班時，常會在晚上吃頓宵夜，這樣非常容易傷害身體。因為肝臟在10點以後需要休息，此時再進食宵夜，會影響肝臟的休息，易引起膽汁分泌異常。加上吃完宵夜後，人的活動量減少，容易導致脂質在體內沉積。即使吃宵夜也應儘量選擇易消化的食物，縮短食物的消化時間，並且應注意補充維他命。

高血脂上班族 ／忌 長期久坐不動

長期久坐會使精神壓抑、頭昏眼花、倦怠乏力，有時還會引起煩躁上火，出現牙痛及咽喉疼痛、耳鳴及便秘等症狀。久坐不動時熱量消耗自然就少，人體對心臟工作量的需求隨之也會減少，由此引起血液循環減慢，心臟功能減退，血脂在動脈中容易造成沉積，以致出現心肌衰弱，高血脂患者易併發動脈粥樣硬化，高血壓、冠心病等心血管疾病。

高血脂上班族 ／忌 長時間用電腦

電腦如今是上班族最常用的辦公設備。由於電腦的頻繁使用，隨之產生的健康隱患也越來越受到人們的普遍關注。長期使用電腦的人，由於長時間的保持相對固定的工作姿勢，缺乏適當的運動鍛煉，容易產生頭痛、頸椎病、視覺疲勞、痔瘡等病症。上班族平時使用電腦的時間不宜過長，連續使用電腦1小時就應起來活動一下身體。

高血脂上班族 ／忌 做「工作狂」

現代社會充滿了激烈的商業競爭，巨大的工作壓力造就了不少「工作狂」。這些人將加班作為家常便飯，作息時間混亂，經常為了工作不休息、不吃飯，24小時連軸轉。於是，高血脂、心腦血管疾病成為「工作狂」的高發病症。「工作狂」首先在工作時要保證自己的身體健康，還要適當享受偷懶帶來的樂趣。

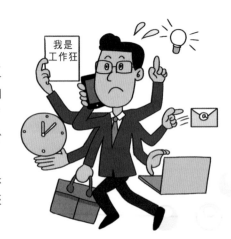

我是
工作狂

高血脂上班族 /忌 過度疲勞

疲勞是身體需要恢復體力和精力的正常反應，同時，也是人體所具有的一種自動控制信號和警告。如果不按警告立即採取措施，那麼人體就會積勞成疾，百病纏身。所以，當我們自覺有周身乏力、肌肉酸痛、頭昏眼花、思維遲鈍、精神不振、心悸、心跳、呼吸加快等症狀時，就不要再硬撐下去，應注意勞逸結合，以免病情加重。

高血脂上班族 /忌 壓力過大

上班族長期壓力過大，不僅會對工作和生活缺乏熱情、易疲勞，還易造成免疫系統紊亂。研究表明，極端和長期的壓力會降低血液中的血小板，從而使人容易受到疾病的困擾。壓力過大也會引起脂質的代謝紊亂，不利於控制高血脂病情。因此，高血脂患者要學會適時減壓，比如，做一個收腹擴胸的深呼吸；用雙手的大拇指按住耳朵，其他手指仕後腦勺輕輕地按摩頭部，使緊張的頭部放鬆下來；暫停手上的工作，給自己泡上一杯減壓茶等都是不錯的減壓方法。

高血脂上班族 /忌 忽視「職業倦怠」

對於許多上班族來說，剛開始對工作都是充滿熱情的，但工作了幾年之後，就會對工作產生厭倦的情緒。如果忽視「職業倦怠」，那麼就會感覺每天的工作都是一種煎熬，身體也處於低下的狀態。發現「職業倦怠」後，應理性地分析一下職業倦怠的原因，調整自己的工作目標，平時多注意休息，想像工作的樂趣，問一問自己內心真正想要的是什麼，重新找到工作的樂趣。

高血脂上班族 /忌 長期憋尿

如果長期憋尿不僅谷易引起膀胱損傷，尿液長時間滯留在膀胱還極易造成細菌繁殖，一旦反流回輸尿管和腎臟，其中的有毒物質就會造成腎臟感染，從而引發尿道感染、腎炎甚至尿毒癥。加上高血脂患者由於體內血脂過高，本身就會加重腎臟的負擔，更易誘發腎臟疾病。因此，高血脂患者每天要保證飲水充足並及時排尿。

忌 忽視辦公室空氣污染

辦公室空氣污染對人體可產生或輕或重的危害，小到一次感冒，大到危及生命。在受污染空氣的長期作用下，可以引起上呼吸道炎、慢性支氣管炎、支氣管哮喘以及肺氣腫等疾病。因此，切忌忽視辦公室空氣污染。平時應常開門窗換氣，避免病毒、細菌在室內滋生繁殖；保持室內衛生，經常打掃擦拭灰塵；還可以種植些能夠淨化空氣的花草，能有效降低辦公室內有害氣體的濃度。

忌 每天飽受二手煙危害

吸二手煙對血管內皮的損傷，比自己抽煙還要嚴重，除了刺激眼、鼻和咽喉外，它也會明顯地增加非吸煙者患肺癌和心臟疾病的概率。長期處於二手煙的環境，還會導致「好膽固醇」被自由基氧化，「壞膽固醇」水平居高不下，增加了心臟病和中風的危險。所以，高血脂患者要遠離吸煙的人，盡可能地避免受到二手煙的傷害。

忌 忽視辦公室裝修的危害

剛剛裝修的辦公室污染一般都是建築裝飾和後期軟裝飾品的污染，這些材料中甲醛和苯的含量比較高。除了裝修帶來的硬性污染外，還有辦公桌椅櫥櫃、辦公設備、消毒產品和久不清洗的冷氣機管道等造成的軟性污染，人體長期被這些污染包圍，健康同樣會亮起紅燈。

因此，一定要採取相應的措施來降低辦公室裝修帶來的危害，我們可以採用一些小方法來緩解，比如辦公室經常通風；點上蠟燭減少油漆味；購買一些綠色植物來淨化空氣、美化環境等。

忌 忽視辦公室影印機污染

影印機是辦公室裡產生臭氧量最大的辦公設備，如果通風又不好，辦公環境內臭氧濃度高，就很容易對人的健康產生不良影響。

臭氧是有強烈刺激性氣味的氣體，除了可能致癌外，臭氧還會威脅人的呼吸道和神經系統，使人出現頭暈、頭痛、噁心、視力下降、記憶力減退、咳嗽、支氣管炎等。如果孕婦長期處於臭氧濃度高的環境中，還可能出現胎兒畸形。

為了減少臭氧對人體的危害，最好將影印機放在空氣流通的地方，還可種植一些吸收臭氧能力強的植物，如旱金蓮、唐菖蒲、天竺葵、梔子花、八仙花、水仙等。

忌 忽視辦公室打印機污染

打印機主要是噴墨打印機對人體健康存在威脅。因為噴墨打印機噴出的墨汁顆粒非常小，肉眼不容易看到，但會飄浮在空氣中。如果通風不好，這種可吸入顆粒物也會對人的呼吸系統造成傷害。另外，複印工作和打印工作都會導致鉛污染。所以，平時應經常開窗換氣，使空氣對流，並且要將打印機儘量放置在遠離人的位置上，最好使用原裝墨盒和原裝墨水。

忌 忽視辦公室「冷氣病」

對於高血脂患者而言，夏季氣溫過高，血液中水分減少，血液黏稠度上升，流向大腦的血液速度減慢，極易誘發腦中風，所以夏季宜適當使用冷氣機。但若長時間在冷氣室內工作，或使用冷氣機不當，還會引發「冷氣病」，出現頭暈、頭痛、發冷、四肢疼痛等。高血脂患者不宜將溫度調得過低，以 27℃ 為宜，最低不宜低於 25℃，室內和室外溫差儘量不要超過 8℃。還應避免長時間待在冷氣房內，冷氣機使用一兩個小時後，打開窗戶呼吸新鮮空氣，或者每隔 1 小時到室外換換氣。另外，夏季不宜直吹冷氣，以免著涼感冒。

忌 忽視辦公室飲水機污染

飲水機如果長期不消毒或清洗，機內的儲水膽就會滋生細菌和病毒、沉積的污垢、重金屬殘渣，甚至還會滋生病蟲。這些有害物質進入人體後，對消化、神經、泌尿和造血系統都會產生不良影響。所以飲水機應定期進行清洗，最好 1~2 個月就清洗一次，清洗時要特別清洗出水接口、水桶的底盤及內膽，可用消毒液進行清洗，消毒後要用潔淨的桶裝水沖洗飲水機，直至將消毒液的殘留物沖洗乾淨。需要注意的是，已開封的桶裝水放置超過 15 天最好不要再飲用，否則會滋生雜質、細菌。

第六章

高血脂患者心理調養

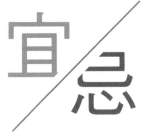

宜／忌

身體的健康離不開心理的健康，這對於治療高血脂同樣適用。積極的情緒有利於改善血脂狀況，加速新陳代謝，樹立起戰勝高血脂的信心。高血脂患者忌讓負性情緒困擾自己，宜學習一些調節情緒的好方法。

高血脂患者 宜／ 正視病情

人的一生中難免會經歷各種各樣的挫折，疾病也是不可避免的挫折之一，我們只有正視它，才能積極地應對，怨天尤人或消極地逃避都是解決不了問題。當我們鼓起勇氣面對高血脂或挫折時，你就會發現其實它並沒有那麼可怕，我們仍然有很多途徑去解決它。要想真正地解決高血脂，僅僅面對還不夠，我們還需行動起來，督促自己做好藥物治療和非藥物治療。

高血脂患者 宜／ 調整狀態

考試前把自己調整到最佳狀態，能在考試時正常發揮或超常發揮；在工作時把自己調整到最佳狀態，能激發工作熱情，提高工作效率……對待疾病也應如此，我們應試著找到自己心情的最好狀態，並使身體處於極佳的狀態，能使各個器官發揮其最大的功能，有利於調節身體的代謝，從而也有助於降低血脂。

高血脂患者 宜／ 保持愉悅心情

快樂是治癒心病的良藥，快樂的情緒能增強大腦皮層的功能和整個神經系統的張力，促使皮質激素和腦啡肽類物質的分泌，有利於防病治病。保持愉悅的心態，有利於身心健康，是調節血脂的關鍵。快樂並不是遙不可及的事情，我們隨地隨地都可以選擇快樂，只要你願意，快樂時時刻刻都會伴你左右。

宜／ 學點「精神勝利法」

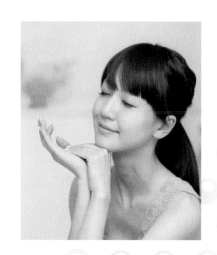

阿Ｑ的「精神勝利法」實際上是將他人生中許多痛苦和無奈通過自嘲、自欺的過程得到了徹底地消解，使自己不至於一直被負性的情緒或糟糕的事情所困擾。從某種程度上看，「精神勝利法」也是值得我們學習的一種自我心理調節術。我們無法改變已經發生的事情，我們能做的就是改變自己的心態。所以高血脂患者不妨在無奈、苦悶、無力時，學點阿Ｑ的「精神勝利法」吧！

宜 學會轉移注意力

當處於不良的情緒狀態時,會使血壓也處於較高的應激狀態,高血脂加上血壓過高很容易發生危險。這時,不妨轉移一下自己的注意力,如外出散步呼吸一下新鮮空氣、看一部喜愛的電影、讀一本喜歡的書,等等,讓自己在這些活動中找到樂趣,不僅可以阻止不良情緒對血脂的影響,還能喚醒積極的情緒體驗。

宜 適當哭泣釋放壓力

生活中想必我們都有這樣的經歷,遇到不開心的事情,痛痛快快地大哭一場,然後心理的不快感就消失了一大半。痛快的哭泣可以將身體內部的壓力釋放出來,可以緩解不良情緒引起的血壓波動。另外,眼淚中含有毒素還會影響人體的健康,所以當感覺委屈、憤怒、悲傷時,千萬不要強忍著眼淚,遵從自己的感受,允許自己哭泣。

宜 學會用運動釋放壓力

研究人員指出,運動的功效可與提高情緒的藥物相媲美。其中,有氧運動最能消除壞心情。有氧運動,如跑步、騎單車、快走、游泳和其他重複性持續運動,可以增加心率,加速血液循環,改善身體對氧的利用。這類運動每次進行 20 分鐘以上,每週進行 3~5 次,對改善壞心情有很大幫助。高血脂患者心情不佳時,不妨選擇一個適合自己的運動,讓體內積聚的「負能量」釋放出來。

宜 找朋友、家人傾訴

當遇到煩心事時,與其一個人苦惱、煩悶、生氣,不如向家人或朋友傾訴。在傾訴的過程中,一方面,家人朋友的關愛會讓高血脂患者感覺更加溫暖,有利於增強戰勝疾病的信心;另一方面,對方的指引或幫助還可能幫助我們找到更好的看待問題的角度或處理問題的方式。高血脂患者千萬不要將煩心事悶在心裡,因為情緒的波動也會影響血脂的穩定。

宜 多吃些「快樂水果」

最常見的可以使人感到快樂的水果非香蕉莫屬了，香蕉中含有一種生物鹼，能振奮精神、提高信心；香蕉中的色氨酸和維他命 B₆，能增加血清素的分泌，減少憂鬱。此外，蘋果具有特殊的香氣，能使人的精神變得輕鬆愉快，減少壓抑感，還可改善失眠的狀況。另外，西柚、車厘子及其他一些色彩鮮豔的水果，也具有改善情緒的功效。

宜 閒情逸致寄情花草

養花不僅可以供人欣賞、美化環境、令人賞心悅目，而且花的香氣還能起到殺滅細菌、淨化空氣的作用。同時，鮮花釋放的芳香，通過嗅覺神經傳入大腦後，會令人氣順意暢、血脈調和、怡然自得，產生沁人心脾的快感。並且養花的過程是一種樂趣，一種精神享受，一種製造美的過程，還可以陶冶情操，愉悅心情。看著花草生機勃勃的樣子，也會被感染得身心充滿活力。

宜 聽聽美好的音樂

音樂是人類通用的語言，總有一首樂曲，能引起你的共鳴，和你一起悲傷、哭泣、歡快。音樂能提高大腦皮質神經細胞的興奮性，使人們的心情活躍，緩解心理緊張狀態，並促進人體分泌多種益於身體健康的激素、酶、乙醯膽鹼等生理活性物質，能促進血液循環，增強新陳代謝。美妙的音樂，能使心率穩定、血液平穩。在聽音樂時，要全身放鬆，全神貫注地去聽，高雅、曲調優美、節奏輕快舒緩的音樂，能達到消乏、怡情、養性、抗衰的目的。

高血脂患者 宜 學書畫

書畫是一種可以靜心、排憂解煩、提高情趣的文娛活動，能改善氣血不暢。欣賞書畫也是一種藝術的享受，可陶冶性情、減輕精神壓力。在進行書畫練習時，應投入自己的情感，排除雜念，調整心態，全身心地投入其中，享受置身書畫的樂趣，尤其是初學者，不可對自己要求過嚴，也注意寫字作畫的時間不宜過長，以免導致身體過於勞累。

高血脂患者 宜 以棋會友

對於老年高血脂患者來說，由於活動能力降低，不適宜參加劇烈的體育項目，宜選擇下棋這類動腦的項目。下棋的過程是一個投入心力、陶冶情操、健腦防衰的過程，還能結交志同道合的朋友，排解老年人孤獨憂鬱的情緒。但在下棋過程要儘量放平心態，不要去計較輸贏，讓自己更注重下棋過程中的樂趣，避免勝負心影響情緒和生理狀態。

宜 利用垂釣來忘卻憂愁

垂釣是一項有益身心健康的娛樂活動，在垂釣過程，人的注意力全部集中在魚竿的動靜上，人的煩惱就會不知不覺消失得無影無蹤了。經常參加垂釣還能陶冶性情，培養人的耐心，讓人學會更好地控制自己的情緒。垂釣的地點多在郊外，水岸河畔，景色優美，能讓人感到悠然自得，心曠神怡。

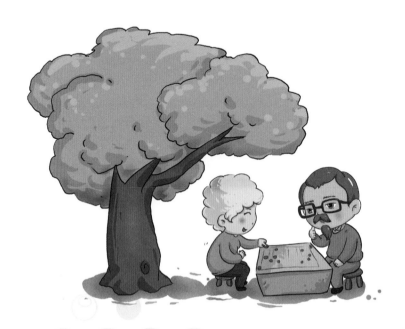

宜 多曬太陽告別抑鬱

在充足的光照下，人體的腎上腺素、甲狀腺素及性腺分泌水平都會有所提升，這些激素都具有改善情緒低落、抑鬱等不良情緒的作用。經常曬太陽還具有補陽氣、補正氣的作用，能提升人體各臟腑的功能，提高人體的抗病能力。所以，高血脂患者不妨多出去曬曬太陽，還可以約上一兩個好友在陽光下聊天、散步，也不失為一件幸福的事。

宜 試試顏色心理療法

研究發現，不同的顏色也會引起不同的情緒，環境色彩的變化能引起心境、感受和情緒的變化。一般，紅色能使人情緒興奮、心理活動活躍，憂鬱、悲傷的人可以選擇紅色的衣服改善心情，但如果處於煩躁或憤怒的狀態，最好避免接觸紅色；黑色、灰色會讓人產生壓抑的感覺，最好不要選擇這類色調的衣物或居室佈置；綠色和藍色可以使人心情平靜、心理活動緩和。高血脂患者在家宜選擇溫暖、明亮、積極、舒緩的色調，如綠色、淺藍色、粉色、橙色等。

宜 每晚靜坐 10 分鐘

美國科學家發現，人只要靜坐 5~10 分鐘，大腦的耗氧量就會降低 17%，相當於人體經過深度睡眠 7 小時達到的效果，同時靜坐後人體血液中的「疲勞素」會在一定程度上有所下降，能使人身心處於放鬆狀態。此外，荷蘭研究指出，堅持靜坐沉思能使人致病的可能性降低 50%。另外，還有科學家發現，靜坐時能促進激素的增長，起到擴張血管、改善血液循環的作用，有利於控制高血脂。

宜 用放鬆法控制情緒

當你感到焦慮不安時，可以運用自我意識放鬆的方法來進行調節。具體來說，就是有意識地在行為上表現得快活、輕鬆和自信。
比如，可以端坐不動，閉上雙眼，然後開始向自己下達指令：「頭部放鬆、頸部放鬆」，直至四肢、手指、腳趾放鬆。運用意識的力量使全身處於一個鬆和靜的狀態中，隨著全身的放鬆，焦慮心理可以慢慢平緩下來。

另外，還可以運用視覺放鬆法來消除焦慮，如閉上雙眼，在腦海中創造一個優美恬靜的環境，想像在大海岸邊，波濤陣陣，魚兒不斷躍出水面，海鷗在天空飛翔，你光著腳丫，走在涼絲絲的海灘上，海風輕輕地拂著你的面頰⋯⋯

高血脂患者宜 笑口常開

俗話説：「笑一笑，十年少。」這説法雖然有點誇張，但也是有道理的。近年來，醫學界越來越重視「笑」對身心健康的影響。對於高血脂患者來説，如果整日愁眉不展，唉聲歎氣，無疑會影響血脂的控制，錯過康復的良機。經常笑一笑，一方面能驅散悲傷、煩悶、抑鬱等不良的情緒，產生的樂觀情緒還有利於高血脂患者病情的穩定；另一方面笑對人體的中樞系統、呼吸系統、循環系統和內分泌系統均有益處。

因此，高血脂患者日常不妨多笑笑，開懷的笑能帶來的肌肉運動和神經內分泌水平的改變，有助於血脂的控制。

宜 學會積極的心理暗示

積極自我暗示，在不知不覺中對自己的意志、心理以致生理狀態產生影響，積極的自我暗示令我們保持好的心情、樂觀的情緒、自信心，從而調動人的內在因素，改善心理、行為和生理狀態。高血脂患者平時可以暗示自己「今天的心情很舒暢」、「今天的我會好好控制飲食」、「今天鍛煉效果很不錯」等。經常進行類似積極的自我暗示，既能消除不良情緒，也有利血脂代謝。

宜 樹立積極樂觀的心態

有些人患了高血脂後，把關注點集中在了疾病上，每天想的都是自己為什麼患病；患病後給家人添了多少負擔；以後的生活會多麼灰暗⋯⋯其實，大可不必如此，我們只是血脂增高了，只要積極控制，是能夠緩解甚至消除高血脂對身體的影響的。另外，我們還擁有身體其他方面的健康，還擁有家人的關心，擁有可以自我掌握的生活，擁有幸福、快樂的權利等，只要多思考一下自己所擁有的，你便會更加積極地對待生活，才能增強戰勝高血脂的信心。

宜／多回想心中的夢想

當過高的血脂存留在體內時，人也會莫名地消沉，對生活和未來的激情減退。加上長期患病，身體虛弱，長久的治療也消耗了患者的耐心。這時，不妨回想一下自己兒時或年少的夢想，並全身心地感受擁有夢想時的激情、熱情，讓這種正能量的感覺在心中發酵。當心理狀態積極時，也會調動全身的生理功能達到最佳狀態，有利於調節血脂的代謝過程。

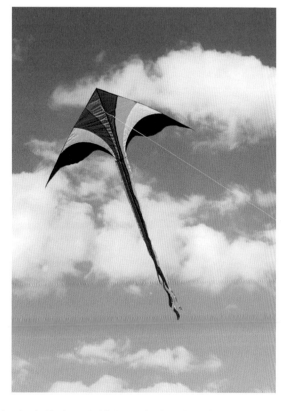

高血脂患者 宜／心存善意

當心存善意時，能設身處地關心、理解他人，心境會更加開闊，遇事不容易糾結、煩躁，心理一直處於輕鬆、愉悅的狀態。這種心理狀態能把血液的流量和神經細胞的興奮度調至最佳狀態，從而提高了機體的抗病能力，對調節血脂代謝也具有積極的作用。

高血脂患者 宜／知足常樂

「知足常樂」顧名思義，人只有懂得知足，才會經常感受到幸福和快樂。因為人的慾望是無窮無盡的，如果總是追著慾望跑，人不僅會感覺疲憊，有強烈的緊迫感，而且即使達到自己的初衷，那短暫的快感也不會讓你感覺幸福；相反，如果達不到，還可能因此產生不良情緒，使氣血鬱結，不利於控制血脂水平。所以，高血脂患者要知足常樂，減少自己的慾望，培養自己淡泊寧靜的心態。

忌 忽視情緒對血脂的影響

研究發現，人的心理變化會影響脂質的代謝，從而對血脂變化產生到明顯的影響。國外文獻報道，緊張、激動、悲傷和憤怒等情緒，能促進人體茶酚胺的分泌，使體內游離脂肪酸增多，血清總膽固醇、甘油三酯的水平升高；而抑鬱會令人體高密度脂蛋白膽固醇降低。而動物實驗發現，給患高血脂的小鼠服用鎮靜催眠類藥物，並給予適當撫摸後，發現小鼠動脈硬化的程度減輕。由此可見，消極的情緒會加重高血脂病情，而積極的情緒更有利於治療高血脂。

忌 喪失戰勝高血脂的信心

有的高血脂患者在治療過程中會產生一種受挫心理，經過長期治療後，感覺沒有明顯的療效，於是便逐漸喪失了治療的信心。這種消極的治療心理既不利於調動治療的積極性，也不利於身體機能的恢復，所以患者宜樹立戰勝高血脂的信心，主動瞭解高血脂相關知識，並積極配合治療。

高血脂患者 忌 滿不在乎

有些高血脂患者認為血脂不會對健康和生活造成影響，不僅生活方式不改變、飲食不節制，還可能認為自己沒有必要服藥。這樣的想法是非常危險的，會使高血脂的危險程度升級，不僅對身體的危害大，治療起來也更加困難。所以，高血脂患者首先要對自己的疾病重視起來，對自己的健康負責，積極配合治療，才有利於疾病的康復。

高血脂患者 忌 胡亂猜疑

有些高血脂患者，稍有不適，就擔心自己身體出了大問題，於是到醫院進行檢查，對醫生「沒什麼大礙」、「不必擔心」等語言，往往持懷疑的態度，甚至希望醫生能明確地告知自己哪裡出了問題。有的愛猜忌的患者，看了關於高血脂的科普讀物或電視節目後，會對症入座，認為自己患了嚴重的併發症。每天都處於疑病的情緒狀態中，精神高度緊張，這樣反而不利於控制血脂。這類人群應消除猜忌心理，多想像、感受一些美好的事情。

高血脂患者 /忌 過分恐懼

有的高血脂患者過於恐懼，生怕自己突然發生心肌梗塞、中風等嚴重的併發症，整天吃不好，睡不著。對於這類患者，首先應瞭解只要積極降低血脂，保持血管的彈性和通暢，就能避免一些威脅生命安全的併發症發生。另外，長期處於恐懼的狀態中，身體機能處於紊亂狀態中，也不利於降低血脂。因此，高血脂患者應學會克服恐懼心理，學會享受生活的美好，建立治療的希望。

高血脂患者 /忌 內疚、自責

一些高血脂患者認為自己給家人添了麻煩，而且長期服藥也是一筆不小的支出，給家庭增加了經濟負擔，因而會產生自責、內疚等不良情緒。自責、內疚的情緒對降脂治療是有害無益的，患者與其沉浸在自責內疚的情緒中，不如將對家人內疚的情緒轉化為感恩，相信自己能儘快康復，並積極地配合治療，使血脂儘快降下來，才會減少家人的擔心。

/忌 對家人或藥物過於依賴

對家人、藥物或醫生過於依賴，把自己疾病的好壞寄希望於他人，則自己的積極主動性必然減弱。長此以往還容易產生脆弱、自憐自艾等不良心理，並且主觀能動性發揮不出來也不利於治療。要想擺脫依賴心理，首先我們要學會對自己的人生和疾病負責，並相信自己能做到，這樣我們的內心才會強大起來，才能做好戰勝高血脂的準備。

高血脂患者 /忌 情緒波動大

心理狀態與人體血脂水平關係密切，精神、情緒等心理因素對脂質有一定程度的影響。很多患者都有過這樣的體驗，只要心情好了，血脂便會下降，甚至逐漸恢復正常，且血脂下降是穩定、持久的，而不是短暫的波動。這是因為情緒緊張、爭吵激動、悲傷時均可增加兒茶酚胺的分泌，游離脂肪酸增多，促使血清膽固醇、甘油三酯水平升高，抑鬱會使高密度脂蛋白含量降低。所以，要預防高血脂就要保持愉快、樂觀的心理狀態。

高血脂患者 / 忌 感染壞情緒

壞情緒和感冒病毒一樣具有傳染性，當我們接觸壞情緒的人時，自己的情緒也會受到感染，容易產生負性、消極的情緒，不利於降低血脂。所以，平時最好儘量少接觸壞情緒較多的人，多與積極樂觀的人共事。當家人或朋友陷入憤怒、悲傷、猜疑、嫉妒等壞情緒時，最好的辦法便是冷處理和延時處理，千萬不要在他人負面情緒高漲的時候去勸解或者爭辯，也可以試著讓自己保持良好的心態，讓自己的積極情緒感染對方。

高血脂患者 / 忌 壓力過大

心理壓力是引起很多慢性病的根源，壓力過大會影響人正常的飲食和睡眠狀態，沒有好的生活習慣便會降低身體免疫力，間接影響血脂的代謝。所以，高血脂患者要學會釋放壓力，每天合理安排自己的工作時間，工作時要注意休息，可以通過運動、聽音樂等方式來讓自己放鬆下來。面對工作中的壓力，可以把要達到的目標分成多個階段來完成，也可以請教有經驗的朋友或同事。

高血脂患者 / 忌 隨意發怒

高血脂患者頭暈、頭痛等身體不適，也會對情緒造成影響，變得愛發脾氣。如果高血脂患者經常因生活中雞毛蒜皮的小事大發雷霆，就要學會適當地克制自己，不要隨便發脾氣。因為發脾氣時人的心跳加快、耗氧量增加、血壓升高，容易誘發腦出血、中風等心腦血管等疾病。所以，高血脂患者想要發脾氣時，應採取一些辦法來控制自己的怒火，如在發怒前，心中反復默念：「別生氣，不發火」等；多做幾個深呼吸；轉移注意力，離開讓你發怒的人和環境，做點其他的事情；等等。

高血脂患者 / 忌 生悶氣

發脾氣雖然對於健康不利，但忍住火氣不發、獨自生悶氣的危害比發怒還要大。生悶氣時如鯁在喉，這口氣常常難以下嚥，沒有將憤怒表達出來，容易氣滯於胸，影響身體的氣血運動，健康必然受到影響。所以，愛生悶氣的高血脂患者，可以向親密的人叶露心中的不快，或是大哭一場，讓自己及時宣洩憤怒。

高血脂患者 /忌 深陷抑鬱

抑鬱是心靈的感冒，每人都有抑鬱情緒，不及時調節就會患抑鬱症。抑鬱症對人的身心健康影響極大，不僅會導致情緒低落，使體內的高密度脂蛋白膽固醇減少，還會造成身體疲乏、不愛活動，也不利於血脂的代謝，嚴重的抑鬱症患者還伴有自殺傾向。所以，一定要在抑鬱早期積極應對，多做些自己感興趣的事情，多和朋友相處來改善抑鬱。

高血脂患者 /忌 過於緊張

持續的緊張狀態會使機體處於一種超敏感狀態，機體為適應這種狀態，會向下丘腦發出信號，下丘腦又通過神經系統向腎上腺發出命令以釋放大量腎上腺素。當腎上腺激素分泌過多，會對機體起破壞作用，身體的薄弱環節往往首當其衝，會加重破壞高血脂患者的血管，還會進一步損害人體的免疫系統，各種疾病甚至癌症就會乘虛而入。所以，高血脂患者應儘量保持平和的心態，積極地看待疾病，才更有利於控制病情。

高血脂患者 /忌 心思過重

有的患者平時心思過重，經常是一件小事，在心理反反復復地想，總覺得有什麼問題，心理也總處於忐忑、惶恐或焦慮的狀態中，不利於降脂治療。心理負擔過重的患者應學會開導自己，每天接觸一些新鮮的事物或安排一些有趣的活動，使自己的生活充實起來。還可以多去大自然走走，讓自然的廣博開闊自己的胸襟；或者試著多和小孩相處，孩童的單純也能掃去你大半的憂思。

高血脂患者 /忌 過度焦慮

我們一生中多多少少都會經歷焦慮的情緒，焦慮情緒容易引發身心疾病。焦慮常常是對未來充滿了擔心，並相信事情會向「壞」的方面發展。其實，我們所擔心的 99% 的事情都不會發生，與其被虛無縹緲的焦慮所困，不如將擔心轉化為祝福，希望事情向好的方面發展。當焦慮時，可以試著做一些自己喜歡的事情來轉移注意力。

高血脂患者 忌 過於悲傷

當人感覺悲傷、痛苦時，除了對人的精神會產生很大的壓力外，對人的生理也會產生一系列影響，使神經處於緊張壓抑的狀態、內分泌功能失調，對降低血脂十分不利。如果過於悲傷，還會加重心臟負擔，易使血脂沉積在心臟。當情緒悲傷時，不妨唱一首自己喜歡的歌，幫助自己釋放悲傷，還能增強人體的免疫系統。

高血脂患者 忌 心情浮躁

浮躁已然成為描述現代人情緒常用的詞語之一，很多人每天好像熱鍋上的螞蟻一般，每天好像有無數的事情要去想，要去做。浮躁時，機體的內分泌易紊亂，脂質、糖類等物質的代謝過程受到影響。要想讓心情平靜下來，應明確自己工作和生活的方向、目標，然後腳踏實地一步一步去完成。

高血脂患者 忌 心理空虛

人在感到內心空虛時，常會被一些小事所困擾，導致出現負性情緒。處於空虛狀態時，不妨先給自己設立一個切實可行的目標，讓自己找到努力的方向，將自己的內心充實起來，就不容易受到外界的干擾；讀書也是擺脫空虛的好方法，讀書能使人的精神生活豐富起來，找到解決問題的方法，讓人變得更加篤定。

高血脂患者 忌 自我封閉

自我封閉的人其實是一種自我保護，當與他人接觸時，這類人容易出現緊張、自卑、恐懼等情緒，若長期處於自我封閉的狀態，容易使人陷入抑鬱、孤獨等負性的情感中。但生活中我們難免要跟別人接觸，走出自我封閉才是最佳的解決辦法，敞開心扉，感受人與人之間相處的快樂和溫暖，不要過於在意他人的眼光和評價，勇敢地做自己。

高血脂患者 忌 鑽牛角尖

很多情緒的產生都是在一念之間，想通了便海闊天空，如果鑽牛角尖，認死理，只會讓自己陷入負性的情緒當中。所以，遇到事情可以從多個角度考慮，這樣自己的心胸會越來越開闊。如果自己實在想不通，最好詢問一下他人的意見，或者等過一段時間心情好轉以後再考慮。

高血脂患者 /忌 自我設限

很多高血脂患者會給自己的人生設限，如擔心自己患病後很多事情沒有辦法做，或者認為自己上了年紀學習能力下降。如果給自己的人生處處設定限制，生活便會少了很多樂趣，快樂就會離我們遠去。患病後更應該積極地走出自己原來的圈子，接受新的挑戰，這樣心情和生活便會隨之豁然開朗，也更有利於疾病的治療。

高血脂患者 /忌 過分苛刻

每個人都有自己的理想和抱負，但卻不是每個人都能實現，尤其是一些不切實際的理想，無論你怎麼努力可能也無法達到，這樣便會終日憂鬱；還有些人，做人做事都要求十全十美，對人對己的要求吹毛求疵。這樣一來，容易讓自己產生不必要的挫折感。要讓自己保持快樂的心情，平時就應該把目標定在自己的能力範圍之內，這樣就可以盡心盡力地做事，當達到自己的目標時也會感到由衷的高興。

高血脂患者 /忌 孤獨悲觀

老年人本身會因為年齡因素的關係，容易產生孤獨、自卑等不良的心理，一些老年人在得知自己患病後，往往會加重孤獨、悲觀、無助等情緒，這些負性情緒對人體健康危害是極大的，可使自主神經功能紊亂和內分泌改變，導致血脂上升。對於有這些負性情緒的高血脂患者，不能任由這種情緒發酵，可以參加一些有益健康的集體活動，多培養自己的興趣愛好，多和積極樂觀的人交朋友，樹立起對生活的熱情和戰勝疾病的信心。

高血脂患者 /忌 失去熱情

生活並不總是如我們想像中的豐富多彩，柴米油鹽才是生活的常態，但日復一日、年復一年的生活如同一潭死水，沒有激情可言。那麼，如何保持對生活的激情呢？其實，很簡單，就是對每一件小事都像孩童一般熱情地對待，對生活保持一顆童心，自己想到的事情立馬去做，並且平時讓自己多接觸一些新鮮的事物。對生活抱有激情的人才會更善待自己，積極配合醫生的治療，才能取得良好的治療效果。

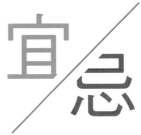

第七章

高血脂患者診療用藥

宜/忌

如果患上高血脂，且非藥物治療沒有取得良好效果，就不可避免地要進行藥物治療。
血脂檢查和降脂藥物對治療高血脂起著十分重要的作用，高血脂患者宜瞭解血脂檢查
的注意事項、相關的用藥常識，忌忽視高血脂的藥物治療或不按正確的方式服藥。

宜　看懂檢查單上的英文代號

做完血脂檢查後，醫生會通過化驗單來瞭解你的血脂情況，而化驗單上通常會用簡體英文代替，瞭解這些英文符號的含義，可以讓我們學會看化驗單。化驗單上 CH 表示總膽固醇、TC 表示血漿總膽固醇、TG 表示甘油三酯、HDL 表示血漿高密度脂蛋白、LDL 表示血漿低密度脂蛋白、Apo AI 表示載脂蛋白 A1、Apo B 表示載脂蛋白 B。

宜　清楚檢測血脂的常規項目

臨床上檢測血脂的項目較多，各醫院可能有些不同，但許多醫院都能進行血脂基本項目的檢測，包括：總膽固醇（TC）、甘油三酯（TG）、高密度脂蛋白膽固醇（HDL-C）、低密度脂蛋白膽固醇（LDL-C）。也有少數醫院還進行其他血脂項目的檢測，如載脂蛋白 B（ApoB）、載脂蛋白 A1（Apo A1）等。

宜　瞭解血脂檢查各項的正常值

瞭解血脂中各項目的正常值，能判斷血脂各成分的水平是否處於正常狀態。臨床上，血清總膽固醇的正常值：3~5.2mmol/L；甘油三酯的正常值：0~1.7mmol/L；低密度脂蛋白膽固醇的正常值：0~3.12mmol/L；高密度脂蛋白膽固醇 1.04mmol/L 以上；載脂蛋白 A1 的正常值：男性 0.92~2.36mmol/L，女性 0.8~2.63mmol/L；載脂蛋白 B 的正常值：0.60~1.05mmol/L。

宜　清楚高血脂的診斷標準

目前，國內一般以成年人空腹血清總膽固醇超過 5.72mmol/L，甘油三酯超過 1.70mmol/L，診斷為高脂血症。將總膽固醇在 5.2~5.7mmol/L 者稱為邊緣性升高。

宜　知道什麼是他汀類藥物

他汀類藥物是臨床上使用最廣泛的調脂藥物，常見的他汀類藥物有：洛伐他汀、辛伐他汀、普伐他汀、氟伐他汀、阿托伐他汀等。他汀類藥物可抑制肝臟合成膽固醇，具有降低膽固醇和低密度脂蛋白的作用，同時可以降低甘油三酯、升高高密度脂蛋白。

此外，他汀類藥物的治療可使冠心病死亡減少 20%；致死性或非致死性心肌梗塞減少 24% ~33%；心血管疾病死亡減少 17% ~28%；中風危險減少 20% ~29%；所有原因死亡減少 12% ~31%。

宜 瞭解他汀類藥物的不良反應

大部分他汀類藥物都會通過肝臟代謝，均可使肝臟轉氨酶異常，所以肝腎功能異常的患者需密切監測肝功能。服用他汀類藥物還可導致肌肉毒性，表現為肌痛、肌炎、肌肉無力、橫膈肌溶解、肌腱損害等不良反應。此外，他汀類其他常見的不良反應還有便秘、腹脹、頭痛、失眠、面部異常等。

宜 知道什麼是樹脂類藥物

樹脂類藥物可以阻止膽酸或膽固醇從腸道吸收，促進膽酸或膽固醇隨著糞便排出，促進膽固醇的降解。服用樹脂類藥物後，總膽固醇可以下降 10% ~20%，低密度脂蛋白膽固醇可以下降 15% ~25%。該類藥物的療效與劑量有關，常從每天 20 克開始增加到 30 克左右，分 3~4 次服用。樹脂類藥物對任何類型的高甘油三酯血症均無效。對膽固醇和甘油三酯均升高的混合型血脂異常需與其他類型的調脂藥物聯合應用。

宜 瞭解樹脂類藥物的副作用

樹脂類藥物常見的不良反應是胃腸道反應，如有噁心、腹脹、便秘、味覺減弱等。味覺減弱可以通過調味劑來糾正，便秘時應注意增加膳食纖維的攝入。由於樹脂類藥物可能干擾葉酸以及其他脂溶性維他命的吸收，因此長期服用者應適當補充維他命 A、維他命 D、維他命 K、鈣和葉酸。

宜 知道什麼是貝特類藥物

貝特類藥物以降低甘油三酯為主，目前常用的有非諾貝特、吉非貝齊和苯札貝特。臨床研究發現，貝特類藥物可降低血清甘油三酯 20% ~60%，降低總膽固醇 10% ~20%，降低低密度脂蛋白膽固醇 5% ~20%，升高高密度脂蛋白膽固醇 5% ~20%。貝特類藥物還有一定的降低血漿纖維蛋白原的作用。

貝特類藥物適用於高甘油三酯血症以及以甘油三酯升高為主的混合型高脂血症的患者。單純的低高密度脂蛋白膽固醇血症的患者也可以選用貝特類藥物治療。貝特類藥物禁用於嚴重肝腎功能障礙的患者、孕婦、哺乳期婦女以及有生育需求的婦女。

宜/ 瞭解貝特類藥物的不良反應

常見的不良反應有口乾、食慾減退，少數患者會有轉氨酶、尿素氮和肌酐的升高，偶見性功能減退，停藥後會迅速恢復正常。長期服用貝特類藥物的患者，需要定期監測肝腎功能等，有利於預防嚴重不良反應的發生。

服用貝特類藥物 宜/ 注意

貝特類藥物有增強抗凝劑藥效及升高血糖的作用；所以高血脂患者在同時服用肝素、低分子肝素、華法林等抗凝藥物或降糖藥物時，應注意調整藥物的劑量，以免藥效過強，產生不適症狀。

宜/ 知道什麼是菸酸類藥物

菸酸屬 B 族維他命，但用量超過維他命作用的劑量時有調節血脂的作用。菸酸類藥物用於高甘油三酯血症和混合性高脂血症患者。絕對禁忌證為慢性肝病和嚴重痛風。相對禁忌證為糖尿病、高尿酸血症、消化性潰瘍。

宜/ 瞭解菸酸類藥物的不良反應

服用菸酸類藥物後的主要不良反應有面部潮紅、皮膚血管擴張，以及噁心、嘔吐、消化不良、肝臟損害、誘發潰瘍等。菸酸還會降低糖耐量，使糖尿病惡化，增加血尿酸，加重痛風性關節炎。因此，菸酸的使用一般從小劑量開始，逐漸增加劑量。

宜/ 瞭解相關的用藥禁忌

高血脂患者除了要瞭解對症用藥外，還要瞭解相關的用藥禁忌。
❻ 嚴重肝功能異常或活動性肝病，應慎用他汀類降脂藥物。

❻ 腎功能障礙者忌使用貝特類降脂藥。

❻ 嚴重心率失常者忌使用丙丁脂降脂藥。

宜 學會判斷降脂藥物的療效

患者服用降脂藥物後，應掌握判斷降脂藥物有效的方法，以幫助患者更好地控制病情，一般通過以下三個方面來判斷：

❻ 患者堅持服用藥物一段時間後，定期測量血脂，瞭解血脂水平是否達到降脂要求。

❻ 患者在服藥期間有沒有產生不良的反應或嚴重的毒副作用，即患者對藥物的耐受性如何。

❻ 降脂只是降脂藥物作用的一個方面，更主要的作用在於降低冠心病發生和急性發作的危險性，所以評價降脂藥物時不能忽視這一方面的療效。

宜 瞭解高膽固醇血症選藥原則

高膽固醇血症指的是體內膽固醇含量過高，可根據血清膽固醇的水平，選擇不同的降膽固醇藥物。一般輕、中度高膽固醇血症患者，可選用劑量較小的他汀類藥物，如血脂康、彈性酶、泛硫乙胺、菸酸、非諾貝特和吉非貝齊等藥物。嚴重或複雜的高膽固醇血症，如果是雜合子家族性或繼發於腎病的高膽固醇血症可選用膽酸螯合劑、他汀類藥物；如果是純合子家族性高膽固醇血症可首選普羅布考。

宜 瞭解高甘油三酯血症選藥原則

高甘油三酯血症指的是血液中甘油三酯含量過高，一般的高甘油三酯血症可在醫生的指導下，服用非諾貝特、吉非貝齊、菸酸、益多酶、阿昔莫司、苯札貝特或魚油。如果是繼發於糖尿病的高甘油三酯患者，宜選擇阿昔莫司、非諾貝特和苯札貝特。另外，如果高甘油三酯血症患者伴有血凝傾向、不穩定心絞痛或曾經植入過冠狀動脈支架，可在服用非諾貝特、苯札貝特的同時，服用具有抗凝血作用和降低血液中纖維蛋白原含量的藥物。

宜 瞭解低高密度脂蛋白血症選藥原則

單純高密度脂蛋白膽固醇低下者應以非藥物治療為基礎。他汀類、貝特類、菸酸類都

具有升高高密度脂蛋白膽固醇作用。其中，藥物升高高密度脂蛋白膽固醇最明顯的為菸酸，可高達 20% ~30%；貝特類為 20%；他汀類一般在 10%左右。

宜　瞭解混合型高脂血症選藥原則

混合型高血脂指的是血液中膽固醇和甘油三酯含量都高，需選用對膽固醇和甘油三酯都有療效的藥物。如果混合型高血脂患者以膽固醇升高為主，則首選他汀類藥物；如果混合型高血脂患者以甘油三酯升高為主，則首選貝特類藥物。繼發於糖尿病的混合型高血脂患者，一般以血清甘油三酯水平升高為多見，可選兼有降低空腹血糖水平的阿昔莫司和苯札貝特等藥物。

宜　以非藥物治療為基礎

經血脂檢查發現血脂過高者，最好不要開始就進行藥物治療，首先要通過調整飲食、改變生活方式、加強運動等非藥物治療進行調整。如果調整 3~6 個月血脂仍處於較高的狀態，可在非藥物治療的基礎上，在醫生的指導下用藥。

宜　掌握分級用藥的方法

如果只是單純的血脂偏高，可選用藥性緩和、劑量偏小的藥物；如果伴有冠心病、動脈粥樣硬化等併發症，要在降脂的基礎上，注意保護心、腦、血管和腎等器官的功能。

宜　按時辰服藥

他汀類的降脂藥物在白天活性較低，午夜會發揮藥效，並且膽固醇在 14~16 點間合成最慢，在夜間的合成最快。睡前服藥，可阻止膽固醇的合成，有效降低血脂。

聯合用藥　宜　謹慎

任何藥物在發揮藥效的同時，都會伴有一定的副作用，如果採用聯合用藥的方式，會使藥效增加，增加了肝、腎的代謝負擔，也增加了藥物產生副作用的風險。因此，一般高血脂者最好選擇單一的降脂藥物。如果病情比較嚴重或混合型高血脂患者，可在醫生的指導下進行聯合用藥。聯合用藥時，還要考慮到藥物的種類和使用劑量。

宜 知道聯合用藥的方法

有些血脂異常的患者，在調整飲食和生活方式的基礎上，用一種調脂藥物仍然不能達到理想的療效，可能需要聯合用藥。

選擇聯合用藥時應謹慎，應從小劑量開始，並密切觀察臨床反應。例如，他汀類藥物和貝特類藥物聯合應用時，特別是在劑量較大時，易發生橫紋肌溶解症，嚴重者可導致急性腎衰竭。

用藥 宜 做好實時監測

開始服藥後，要進行實時監測，監測的內容包括：是否達到治療目標、身體有無毒副反應、病情是否惡化、藥物的劑量是否適宜。進行藥物治療 6 周後，要到醫院進行複查，觀察藥物治療的效果、反應，並根據情況進行相應調整。如果藥物治療達到要求，檢測時間可延長為每 6~12 個月複查一次；如果在治療 3~6 個月後，仍未達到要求，則需調整藥物的劑量或種類。

宜 長期服用降脂藥物

血脂異常是一種全身的慢性疾病，降脂藥物可以通過糾正某一環節的血脂代謝異常，如影響脂質吸收、抑制體內膽固醇合成、促進脂質分解和代謝等，來達到降低血脂的功效。即使血脂恢復正常，也需繼續服藥。

如果一旦停藥，降脂藥物對調節血脂代謝的作用消失，那麼血脂就會出現反彈。血脂反彈性升高，會逐漸回升至用藥前的血脂水平，甚至超過用藥前的血脂水平，不僅破壞了長期堅持的藥物治療效果，還會增加對心血管的損傷，容易引發動脈粥樣硬化、冠心病等併發症。

用藥 宜 慮個體差異

高血脂患者在嚴格飲食控制 3~6 個月後，如果血脂仍然居高不下，尤其是中老年人群或伴有高血壓、糖尿病、心血管疾病等家族病史者，在接受藥物治療的同時，應由專業醫生對患者個人的年齡、性別、血壓、血糖、習慣、血脂類型、藥物特點、遺傳因素等方面做出綜合分析，針對個體差異確定有效的治療方案。

宜　依據血脂變化制定用藥方案

患者血脂升高的程度不同，原發病的情況也不同，應根據病情選擇不同的降脂方案。在進行藥物降脂治療過程中，要注意飲食、合理運動，按時、正確服藥，並做好實時監測。同樣的用藥方案，有的人在用藥後血脂下降比較明顯，但有的人則見效甚微，這時就要根據患者血脂的變化程度及時調整用藥方案。

宜　根據經濟狀況選擇藥物

降脂藥物通常需要長期服用，所以藥物的選擇和患者的經濟狀況密切相關。對於經濟承受能力一般的患者，可選擇國產的降脂藥，更要注意藥物的效益，以預防、應對嚴重的併發症為目的。如果經濟狀況較好，可考慮進口藥或新藥，這些藥物的臨床實踐時間較長或功效顯著，還可搭配使用具有降脂作用的保健品。

宜　根據藥物特點制定用藥方案

不同的降脂藥物具有不同的特點，降脂功效不同，出現的不良反應也有所差異。有的降脂藥物會對腎臟造成損害，所以伴有腎病的患者就不宜服用這類藥物；有的藥物容易誘發膽結石，所以原有膽管系統疾病的患者就不宜服用這類藥物。

宜　瞭解痰濁陽滯型高血脂

痰濁陽滯型高血脂患者大多體形肥胖，經常食用肥甘食物，導致痰濁產生，出現頭暈頭重、噁心嘔吐、納呆腹脹、胸悶脘痞、咳嗽有痰、舌淡苔厚、脈弦滑，臨床上宜採用燥濕祛痰、健脾和胃的方法進行辨證治療。

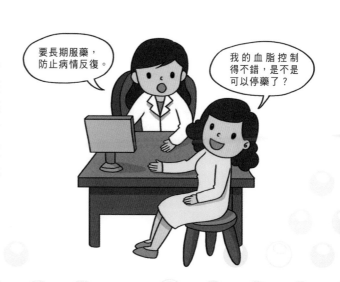

宜 瞭解脾虛濕盛型高血脂

脾虛濕盛型高血脂患者大多體形肥胖、身體困重、肢軟無力、頭昏頭痛、食慾不振、脘悶腹脹、噁心、便溏、舌淡苔白膩、舌體胖大有齒痕、脈弦細或濡緩，臨床上宜採取益氣健脾、化濕和胃的方法進行辨證治療。

宜 瞭解氣滯血瘀型高血脂

氣滯血瘀型高血脂患者一般會出現頭暈頭痛、胸悶氣短、胸痛，有時胸痛會放射至頭和肩頸部，出現刺痛，還伴有心煩不安、手顫肢麻；舌呈暗紫色，或有瘀點，苔薄，脈弦或澀，臨床上宜採用行氣化瘀、活血通絡的方法進行辨證治療。

宜 瞭解肝腎陰虛型高血脂

肝腎陰虛型高血脂患者大多形體消瘦、體倦乏力、腰酸腿軟、頭暈耳鳴、失眠多夢、遺精盜汗、目澀口乾、咽乾舌燥、顴紅潮熱、五心煩熱、舌質紅少津或苔少、脈細數或沉細而數，臨床上宜採用滋補肝腎、養血益陰的方法進行辨證治療。

宜 瞭解脾腎陽虛型高血脂

脾腎陽虛型高血脂患者體倦乏力、精神萎靡、腰膝酸軟、頭昏眼花、耳鳴、形寒肢冷、腹脹納呆、尿少水腫、大便溏薄、月經失調、舌質淡、苔薄白、脈沉細或遲，臨床上一般採用溫陽健脾、化濁降脂的方法進行辨證治療。

宜 瞭解單純型高血脂

單純型高血脂患者無明顯的自覺不適症狀，僅僅在檢查時發現血脂升高，多見於體形肥胖者，臨床上常採用理氣化濕，佐以消脂的辨證治療方法。

宜 瞭解中醫治療之平肝潛陽

高血脂患者多伴見高血壓，動脈粥樣硬化者，臨床見頭昏頭脹痛、耳鳴、面部潮紅、易怒、口苦、失眠多夢、便秘尿赤、舌紅苔黃、脈弦數。本病屬肝陽上亢，治用天麻鈎藤飲。

宜 瞭解中醫治療之祛痰化濁

高血脂患者見頭重眩暈、胸悶噁心、時吐痰涎、倦怠、少食多寐，多見肥胖形的高血壓患者，舌苔白膩，脈弦滑。本病為痰濁內蘊，治用半夏白朮天麻湯。

宜 瞭解中醫治療之清熱利濕

高血脂患者伴見發熱、口乾煩渴、尿少便秘、頭暈脹，血壓偏高，時有心悸、水腫，舌紅苔黃膩，脈滑數。本病為肝膽濕熱，治用龍膽瀉肝湯。

宜 瞭解中醫治療之滋陰養血

高血脂伴頭暈頭痛，耳鳴目眩，半身不遂或見手足震抖或語言蹇澀，舌紅、脈弦滑。本病為陰血不足，腦失所養，治用補陽還五湯。

宜 瞭解中醫治療之溫經通陽

高血脂伴見胸痛胸悶、氣短自汗、心悸、四肢厥冷、舌苔白、脈沉細，常見於冠心病曾經出現過心肌梗塞的患者。本病屬心氣虛寒證，治用加味瓜蔞薤白半夏湯。

宜 瞭解中醫治療之活血化瘀

高血脂伴見胸痹心痛，痛處固定，或兼見健忘、失眠、心悸、精神不振，面色或唇色紫暗，舌有紫斑或瘀點，脈弦澀或細澀，常見冠心病或心肌梗塞患者。本病屬瘀血阻絡，治宜通心通腦通脈絡，用血府逐瘀湯。

宜 瞭解中醫治療之溫腎益陽

高血脂頭暈伴小便頻數，腰膝酸軟、陽痿、舌淡苔白，脈沉細無力，多見於糖尿病患者。本病屬腎精不足，治以溫補腎陽、充養腦髓，用河車大造丸。

宜 用降脂中藥之決明子

決明子味甘苦、性微寒，入肝、膽、腎經，有清熱、明目、潤腸的功效。實驗表明，

決明子具有抑制血清膽固醇和動脈粥樣硬化斑塊形成的作用，可輔助降血壓、降血脂。但需注意，有泄瀉與低血壓者慎用決明子製劑。

宜 用降脂中藥之虎杖

虎杖味苦、性微寒，入肝、膽、肺經，有活血通經和利濕的功能。現代藥理研究發現，虎杖所含大黃素成分，可減少外源性膽固醇過多進入體內，可明顯降低血清膽固醇。

宜 用降脂中藥之澤瀉

澤瀉味甘鹹、性寒，入腎、膀胱經，有利水滲濕、清熱的功效。實驗研究表明，澤瀉可明顯抑制主動脈粥樣硬化斑塊的形成，以及具有干擾膽固醇的吸收、分解和排泄作用，可輔助治療高血脂和動脈粥樣硬化。

宜 用降脂中藥之山楂

山楂味酸甘、性微溫，有消食健脾、行氣散瘀的功效。國外早就應用山楂屬植物製成各種製劑，用於治療高脂血症及冠心病。國內研究也發現，山楂製劑對實驗家兔的動脈粥樣硬化有降壓降脂作用，可減輕脂類的沉積。因此，經常食用山楂，如山楂果、山楂條或用開水沖泡山楂代茶飲用，對高血壓、高血脂或動脈粥樣硬化患者非常有益。

宜 用降脂中藥之薑黃

薑黃味苦辛、性溫，入肝、脾經，有活血通經、行氣止痛的作用。薑黃能促進膽汁分泌，其提取物可明顯降低實驗性高血脂動物的血膽固醇含量。薑黃醇提取物、揮發油和薑黃素都有降低血膽固醇、甘油三酯和 β 脂蛋白的作用，以降甘油三酯最顯著，並能使主動脈中的膽固醇、甘油三酯含量降低。但需注意的是，薑黃有興奮子宮的作用，能使子宮收縮，因此懷孕女性慎用。

宜 用降脂中藥之柴胡

柴胡味苦、性微寒，入肝、腎經，有透表解熱、疏肝解鬱、升舉陽氣的作用。柴胡中

的皂苷和皂苷元有降低血清膽固醇和甘油三酯的功效，粗皂苷則能明顯抑制血小板凝集，有顯著的抗凝作用，能防治動脈粥樣硬化，還有助降低血壓。

宜 用降脂中藥之大黃

大黃味苦、性寒，入脾、胃、大腸、肝、心包經，有瀉熱通便、涼血解毒、逐瘀通經等功能。研究表明，大黃中的大黃醇或水提取物有明顯降低血清總膽固醇的作用，有良好的降脂功效。大黃還具有導瀉作用，能加快腸道收縮，進而加速腸道中廢物排出體外，可減少腸道對脂質的吸收。

宜 用降脂中藥之何首烏

何首烏味苦、甘、澀，性溫，入肝、腎經，有補益肝腎、養血祛風、潤腸通便的功效。何首烏中含有豐富的卵磷脂，可調節肝臟脂代謝，阻止膽固醇在肝內沉積，卵磷脂還能清除血管壁上的膽固醇，從而降低血脂和減少動脈粥樣硬化。此外，何首烏中蒽醌類衍生物能減少腸道對膽固醇的吸收量，並促進腸道蠕動。需要注意的是，何首烏有一定的毒性作用，不能胡亂服用。

宜 用降脂中藥之靈芝

靈芝味甘淡、性溫，有理氣化瘀、滋肝健脾的功效。靈芝中含有多種腺苷衍生物，能降低血液中膽固醇和中性脂肪含量，並溶解血管中的血栓，可降低血液黏稠度，改善人體的血液循環，對高血脂、高血壓、動脈粥樣硬化、冠心病等都有良好的預防和輔助治療的作用。需要注意的是，患者手術前、術後一周內，或正在大出血的患者，不建議服用靈芝。

宜 用降脂中藥之人參

人參味甘微苦、性微溫，入脾、肺經，有大補元氣、補脾益肺、生津安神的作用。人參含有多種藥用元素，如所含的人參甙能抑制高膽固醇血症的發生，還具有良好的降低膽固醇的作用。但需注意，人參為補虛證之要藥，實證慎用；發熱時不用，防其助火；小劑量對中樞有興奮作用，大劑量則起麻痺效果。

宜 用降脂藥之血脂康膠囊

- 組成：紅麴等天然藥物。
- 用法：輕、中度患者，一次 2 粒，每日 1 次，晚飯後服用；重度患者，一次 2 粒，每日 2 次，晚飯後服用。
- 功效：健脾消食、除濕祛痰、活血化瘀。

宜 用降脂藥之脂必泰膠囊

- 組成：山楂、白朮、紅麴等。
- 用法：一次 1 粒，每日 2 次。
- 功效：消瘀化痰、健脾和胃。

宜 用降脂藥之降脂靈片

- 組成：何首烏、枸杞子、黃精、山楂、決明子等。
- 用法：一次 5 片，每日 3 次。
- 功效：補肝益腎、養血、明目、降脂。

宜 用降脂藥之調脂片

- 組成：何首烏、決明子、茵陳、水蛭、山楂、酒製大黃、鬱金。
- 用法：一次 5 片，每日 3 次，飯後服用。
- 功效：滋腎清肝、化瘀祛痰。

宜 用降脂藥之脂可清膠囊

- 組成：葶藶子、黃芩、茵陳蒿、山楂、澤瀉、大黃、木香。
- 用法：一次 2~3 粒，每日 3 次。
- 功效：宣通導滯、消痰滲濕。

宜 用降脂藥之丹田降脂丸

- 組成：丹參、田七、人參、何首烏、川芎、當歸、澤瀉、黃精等。
- 用法：一次 1~2 克，每日 2 次。
- 功效：益氣補虛、活血化瘀。

宜　用降脂藥之通脈降脂片

- 組成：筆管草、荷葉、三七、川芎、花椒。
- 用法：一次 4 片，每日 3 次。
- 功效：活血通脈、降脂化濁。

宜　用降脂藥之玉楂沖劑

- 組成：玉竹、山楂。
- 用法：一次 1 袋，每日 2~3 次。
- 功效：滋陰增液、健脾消食、活血化瘀。

宜　瞭解青少年高血脂的用藥

治療青少年高血脂重點在於飲食治療，對於 10 歲以上的青少年患者需首先進行 6~12 個月的飲食治療，並輔以運動療法。如果血脂仍未得到明顯的改善，才可考慮進行藥物治療。首選的藥物應為膽汁酸隔離劑，如考來烯胺、考來替泊，並且要從小劑量開始服用。對於家族性高膽固醇血症的青少年患者，在短期內也適宜選擇菸酸來降脂。

宜　瞭解老年高血脂的用藥

治療老年高血脂的重點在於降低血脂，並防止冠心病的發生。所以，老年人在飲食治療的基礎上，需要進行相應的降脂藥物治療，也要注意從小劑量開始服用。首選的降脂藥物為他汀類藥物。另外，需要注意的是，膽汁酸隔離劑類藥物易引起便秘，老年人由於本身腸道蠕動較慢，因此，不建議老年高血脂患者選擇這類藥物進行降脂治療。

宜　瞭解併發高血壓的用藥

臨床上，高血脂併發高血壓的患者可選擇他汀類藥物、膽汁酸隔離劑、菸酸及其衍生物以及纖維酸衍生物等降脂治療。

需要注意的是，膽汁酸隔離劑可以減少噻嗪類利尿劑和普萘洛爾（心得安）的吸收。因此，這些降壓藥應在服用膽汁酸隔離劑前 1 小時或服用後 4 小時服用。菸酸可以加強抗高血壓藥物的血管擴張作用而引起血壓下降，應予以注意。纖維酸衍生物對某些腎衰竭的患者可能引起肌病，因此，服用纖維酸衍生物的劑量要小。

此外，多烯康、魚油降脂丸等也可用於高血脂併發高血壓患者的降脂治療。

宜 瞭解併發糖尿病的用藥

高血脂併發糖尿病患者的治療重點在於降低血脂和血糖，其中血脂主要是降低低密度脂蛋白膽固醇的水平；所以首選藥物為他汀類藥物，如普伐他汀和辛伐他汀。需要注意的是，高血脂併發糖尿病患者的藥物治療不宜選擇菸酸和膽汁酸隔離劑，因為膽酸會影響糖耐量，影響糖尿病的控制；膽汁酸隔離劑可能會引起血清甘油三酯水平升高，不利於控制病情。

宜 瞭解併發冠心病的用藥

高血脂併發冠心病的患者更要注重控制血脂，以免病情加重引發危險。臨床上對於這類患者可以選用他汀類、貝特類、膽汁酸隔離劑和菸酸類藥物，需根據患者的血脂特點和血脂水平，確定藥物的種類和劑量。需要注意的是，高血脂併發冠心病的患者需長期堅持服藥，這樣才能達到良好的治療效果，一旦中間停服藥物，還可能加重病情。

宜 瞭解併發甲狀腺功能衰退的用藥

高血脂併發甲狀腺功能衰退的患者，由於甲狀腺功能衰退，會導致膽固醇的分解代謝速度減緩，使血清中的膽固醇水平明顯增加。這不僅不利於控制血脂水平，還增加了冠心病的發病率。所以，這類患者在進行甲狀腺激素治療的同時，應積極降低低密度脂蛋白水平，宜首選他汀類降脂藥物。

宜 瞭解併發腎病綜合症的用藥

高血脂併發腎病綜合症的患者由於程度不同，體內膽固醇和甘油三酯升高的水平也不同，應根據患者病情程度進行相應的降脂治療。研究發現，腎性脂質代謝障礙會增加冠心病的危險。因此，在對腎病綜合症採取特殊治療的同時，應使用降脂類藥物，其中他汀類藥物為首選藥物。

宜 知道哪些人忌服降膽固醇藥物

因為降膽固醇藥物是通過肝臟代謝的，所以活動性肝炎患者不宜服用降膽固醇藥物，以免加重對肝臟的損害；懷孕或哺乳期的女性不宜服用降膽固醇藥物，因為藥物會作用於胎兒或嬰兒，影響其體內膽固醇的濃度，進而影響其正常的生長發育。

忌 忽視定期檢查血脂

高血脂患者早期沒有明顯的症狀，患病後很難及時發現，進行定期的血脂檢查是及時發現高血脂的最佳方式。尤其是高血脂的易患人群，更應定期到醫院進行血脂檢測，最好進行全面的體檢，瞭解身體的變化，做到早發現、早治療，將高血脂的危害性降到最低。

如果被診斷患有高血脂後，更不能忽視到醫院進行血脂檢查，以便瞭解血脂的控制情況，及時調整治療方案，警惕併發症的發生。

血脂檢查前 忌 吃飯

正常人進餐後血液中的甘油三酯水平會持續升高9~12小時，如果在此期間測量血脂，化驗單上會顯示出甘油三酯過高，會影響血脂的檢查結果，影響醫生做出正確的診斷。因此檢查血脂前最好保持空腹12小時以上，前一天的晚飯不要吃得過晚、過多，第二天早晨也在檢查血脂前避免進食。如果自身容易出現低血糖症狀，在前往醫院的途中最好有家人陪同，並在隨身包裡準備一些餅乾或糖果，以備不時之需。

血脂檢查前 忌 飲食不合理

有些高血脂患者在檢查血脂前幾天只吃蔬菜、水果，這樣會使血脂的檢查結果變得「正常」，掩蓋正常的血脂情況，易使醫生誤診。而如果在檢查血脂前過多攝入了高脂肪、高膽固醇的食物或酒精，則會使血脂在短期內出現暫時升高的現象。因此，檢查血脂前幾天，最好保證正常、合理的飲食習慣。

血脂檢查前 忌 亂用藥

一些藥物會使血脂發生變化，如某些冠心病藥物會使血脂降低、含維他命A和維他命D的藥物會使血清膽固醇升高、硝酸甘油和甘露醇會使甘油三酯升高，所以血脂檢查前的2~3天，應儘量避免服用這些藥物。

忌 在身體不佳時檢查血脂

血脂水平也會受到生理和病理狀態的影響，如果血脂檢查前，發生過急性病、創傷、感染或處於月經期、妊娠期等，都會影響血脂的檢測結果。所以，最好在身體狀態處於比較穩定的情況下，進行血脂檢查。

血脂檢查前 / 忌 活動量過大

運動量過大、過猛,會增加血液中脂肪酶的活性,使血脂在短時間內出現暫時下降,對血脂的檢測結果會產生一定的影響。所以檢測血脂前 2~3 天最好不要參加過於劇烈的活動,老年人檢查血脂前,當天最好不要晨練。檢測血脂前,最好在椅子上先靜坐 15 分鐘,這樣能讓血脂檢測更為準確。

檢查血脂前 / 忌 飲酒

檢查血脂前,除了要控制飲食外,還要避免飲酒,飲酒也會影響血脂的濃度。因為酒精能明顯升高血液中甘油三酯的濃度,降低體內低密度脂蛋白的濃度,容易使化驗結果出現偏差,而使醫生做出錯誤的判斷,從而影響後續的降脂治療。臨床上發現,大量飲酒後,患者在未來的 2~3 天內血脂濃度較高,尤其是甘油三酯的濃度常常顯著升高。因此,在化驗前 3 天最好不要大量飲酒,24 小時內忌飲酒。

/ 忌 以為沒有症狀就無須治療

高血脂被稱為「隱形殺手」,與其他疾病相比,它的可怕之處就在於其具有高度隱匿性、進行性和全身性。很多人被檢查出血脂過高時,感覺自己沒有什麼明顯的症狀,並未在意。輕度的高血脂患者通常沒有什麼不適的感覺,只有在病情較重時才會出現頭暈、頭痛、胸悶、氣短、心慌、乏力、肢體麻木等症狀。因此,不能光靠症狀來判斷自己是否患有高血脂,或者用症狀來判斷自己的高血脂是否需要治療。如果你在體檢過程發現自己血脂超標,而身體無不適症狀時,也不可麻痺大意,最好找醫生看一下,以免耽誤病情。

/ 忌 憑一次檢測就確診高血脂

血脂會受到多種因素的影響而發生波動,如飲食、運動、藥物等,所以不能根據一次血脂異常就確診為高血脂。如果第一次血脂檢測結果異常,應在排除飲食等因素的影響下,再次進行血脂檢測。如果兩次血脂檢測的結果都顯示異常,且數值相差不超過10%,才可將這兩次的結果作為確診高血脂的依據。

/ 忌 只注意飲食調養而不吃藥

有的患者認為高血脂就是吃來的,只要控制飲食,血脂自然就會降下去。其實,人體內的膽固醇只有 20% 來自食物,其餘 80% 的膽固醇則來自肝臟。肝臟產生膽固醇

後排到腸道裡，然後再次被吸收，是一個循環過程，這部分膽固醇大多排不出去。因此，除非是僅有輕微血脂升高，沒有任何併發症，才可嘗試飲食療法。對於已經出現動脈粥樣硬化、糖尿病、冠心病的高脂血症患者，一定要進行藥物治療。

忌 僅靠吃藥治療高血脂

如果一邊服用降脂藥，一邊繼續以往的生活方式，吸煙、飲酒、攝入較多的鹽等不良習慣，還會進一步造成血管損害，加重高血脂的病情。即使藥物降脂效果再好，也難以將血脂控制在正常範圍內。所以，高血脂患者進行藥物治療時，必須要以非藥物治療為基礎，改變原有的不良生活習慣。

忌 因害怕副作用而不願服藥

俗話說：「是藥三分毒」，每一種藥物都具有一定的副作用，降脂藥物也不例外。有的患者因擔心降脂藥物的副作用，而儘量減少服用降脂藥物，能不服用就不服。其實，這樣反而不利於控制血脂，還可能會加重病情，誘發血栓、冠心病、中風等併發症。一般降脂藥物服用的劑量在允許的範圍內都是安全的，而且服用的益處要遠遠大於副作用對健康的影響。

忌 盲目迷信洗血法

洗血療法指的將血液輸出後，通過血漿分離器使血脂的含量減少，而血細胞原封不動地輸回患者體內。這種療法只適用遺傳性高膽固醇血症的患者，對其他患者而言是治標不治本。

洗血療法的效果一般只能維持一個星期，價格昂貴，還會產生一定的副作用，如在清除人體低密度脂蛋白膽固醇時，也會將對人體有益的高密度脂蛋白膽固醇和免疫球蛋白洗掉，還可能引起變態反應。所以，降低血脂主要是通過生活控制和藥物治療進行控制，不可盲目迷信洗血療法。

忌 擅自增加服藥量

有的高血脂患者感覺藥物降脂效果不明顯，於是擅自增加藥量。要知道降脂藥都是通過肝腎代謝的，擅自增加藥量會增加肝腎的負擔，使其分解藥物的水平下降，藥物在體內的半衰期延長，還會增加藥物的作用，出現不良反應。所以，當感覺降脂藥物效果不明顯時，應在醫生的指導下適當調整藥量或更換其他藥物，不應擅自增加藥量。

服用降脂藥 忌 間斷

一些患者認為血脂降至正常，就不要服用降脂藥了，而在血脂升高時又會追加藥量。這種間斷的服藥方式，不僅不利於血脂穩定，而且停藥後大多數的血脂都會反彈，甚至比原來的血脂水平還要高，容易對心、腦、腎等重要器官造成損害。尤其是伴有動脈硬化、冠心病等患者，更不宜擅自停藥。所以，高血脂患者最好堅持長期服藥，血脂穩定正常後，可以經過嚴密地觀察後適當減少藥量，但不宜中間停藥。

忌 長期服用利尿藥

利尿藥主要會促進脂肪分解，使血液中的游離脂肪酸增加，從而使血液中的低密度脂蛋白膽固醇和甘油三酯水平升高。不過，如果長期服用利尿藥，如氫氯噻嗪和氯噻酮，會導致血清總膽固醇和甘油三酯水平升高；呋塞米則會降低血液中高密度脂蛋白膽固醇水平。

忌 長期服 β 受體阻滯藥

β 受體阻滯藥常用於治療高血壓、冠心病、心律失常等疾病，一般 β 受體阻滯藥服用 2 周內對血脂不會產生明顯的影響。但在服用普萘洛爾 2 個月時，便會使血清中甘油三酯的水平升高，高密度脂蛋白水平降低，服用 1 年後還會使低密度脂蛋白水平升高。因此，不宜長期服用。

另外，服用具有內源性擬交感活性的 β 受體阻滯藥，如吲哚洛爾可使高密度脂蛋白水平降低。

忌 經常服用口服避孕藥

口服避孕藥中主要是由雌激素和孕激素按照不同比例進行人工組合而成的。研究發現，經常服用口服避孕藥者，可使低密度脂蛋白膽固醇和甘油三酯水平明顯升高，而對高密度脂蛋白的影響與避孕藥中雌激素和孕激素的比例有關。如果避孕藥中雌激素的比例佔優勢，能增加高密度脂蛋白的水平；如果避孕藥中孕激素的比例佔優勢，可降低高密度脂蛋白水平。因此，血脂異常者，不宜服用口服避孕藥，最好選擇其他避孕方式。

忌 服苯妥英鈉和氯丙嗪

苯妥英鈉具有抗癲癇、抗焦慮和抗心律失常的作用，研究發現，如果連續口服此藥物3~6個月，可使血清膽固醇升高 19% 左右。

氯丙嗪主要用於治療精神分裂症，連續口服 9 周後，會使血液中總膽固醇和甘油三酯水平明顯升高。很多抗精神類藥物可通過影響某些脂蛋白代謝酶的活性，干擾血脂代謝的過程，從而導致血脂異常。

忌 胡亂補充維他命 E

一般老年高血脂患者不需要補充維他命 E，如果額外補充維他命 E，不但對降低血脂沒有益處，還會引起胸悶、憋氣、血栓性靜脈炎、乳腺增生等副作用。研究發現，如果老年男性患者每天補充 0.1 克維他命 E，就可能使乳房因乳腺增生呈女性化。所以，對高血脂患者來說，不宜服用維他命 E，最好通過水果、蔬菜來補充，如果體內嚴重缺乏時，建議在醫生的指導下服用。

忌 在飯後服用他汀類降脂藥

大多數藥物在飯後服用，能避免空腹服用時損害胃黏膜。但吃飯時或飯後服用他汀類藥物，雖然能防止或減輕噁心等症狀，但他汀類藥物會與食物中的某些成分發生相互作用，引起變態反應，進而引起腸胃功能紊亂、加速腸胃蠕動，導致腹痛、腹瀉等不適症狀。所以，服用他汀類藥物時，最好空腹服用，一般在飯後 3~4 小時或在飯前30~60 分鐘前服用。

忌 用茶水送服降脂藥

一些茶水雖然具有降脂的功效，但不宜用茶水送服降脂藥；因為茶水中含有的鞣酸會與藥物中的某些成分發生化學反應，生成不溶沉澱，從而影響藥效的發揮。另外，茶水中含有咖啡因，具有興奮中樞神經的作用，容易引起過度興奮、失眠、血壓升高等不良反應。所以，建議高血脂患者用溫開水送服藥物，效果最佳。

忌 用飲料送服降脂藥

果汁和飲料中含有酸性物質，容易導致降脂藥物中的一些成分提前分解或溶化，不能

使小腸充分吸收藥物，從而影響藥效的發揮。並且酸性物質還會與某些藥物的成分結合，對胃黏膜的刺激較大，容易引起嘔吐、噁心等症狀。另外，果汁還會放大某些藥物的藥效，酸性飲料會使體內的二氧化碳含量增多，對人體造成危害。

忌 用牛奶送服降脂藥

牛奶雖營養豐富，但高血脂患者卻不宜用牛奶來送服藥物。因為牛奶中含有的無機鹽類物質，如鈣、磷、鐵、多種維他命、蛋白質、氨基酸和脂肪等化學物質，容易與藥物發生化學反應，生成穩定的鉻合物或難溶性鹽類，使藥物難以被人體吸收利用，甚至有的離子還會破壞藥物的成分，影響藥效的發揮。同時，用牛奶送服藥物也會影響人體對牛奶營養成分的吸收，還會加重腸胃負擔。

忌 多種藥物同服

高血脂患者如果同時患有其他疾病，如感冒、腸胃病、心臟病等，需要對症服用不同的藥物。有的高血脂患者為圖方便，將多種藥物同時服下，這樣的方式是不妥的。因為不同的藥物之間會產生一些相互作用，容易對人體造成傷害。同時服用多種藥物，對腸胃的刺激作用較強，並且也加重了腎臟的代謝負擔。所以，高血脂患者在需服用降脂藥以外的藥物時，需向醫生詢問是否能同時服用，不能同時服用的需間隔半個小時以上再服用。

忌 服藥後飲水過多

服降脂藥物後切記不要大量飲水，飲水過多時會稀釋胃酸，反而不利於藥物的溶解和吸收。並且，大量飲水後，還會增加腎臟的代謝負擔。一般來說，送服降脂藥時飲用一杯溫開水就足夠了。

服藥後 忌 馬上運動

服用藥物和吃飯一樣，需要一段時間的吸收，才能對人體產生作用，一般服用藥物需要 30~60 分鐘才可以被胃腸充分地溶解、吸收及發揮作用，這個過程需要足夠的血液參與循環。如果服藥後馬上運動，血液大量流向四肢，就會導致胃腸供血不足，進而影響藥效的發揮。

第八章

高血脂併發症防治

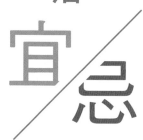

宜/忌

高血脂會造成血液黏稠，長此以往，血脂在血管壁上沉積，形成動脈粥樣硬化。出現在心臟時，易引起冠心病；出現在腦部時，易引發腦梗死。此外，高血脂還易誘發脂肪肝、高血壓、糖尿病等併發症，一定要引起警惕。

防治併發症 宜 早不宜晚

高血脂一旦發展到比較嚴重的程度，就會伴隨產生併發症，如高血脂合併高血壓、糖尿病、冠心病、脂肪肝等疾病。這些併發症不僅會在原有的病情上雪上加霜，還會進一步損害其他器官和組織，而且與單純高血脂相比，治療起來需要花費更多的時間和精力。所以，高血脂患者防治併發症宜早不宜晚。

高血脂患者 宜 瞭解高血壓

血壓是指血液在血管中流動時對血管壁產生的壓力，血壓上升的最高值稱為收縮壓，血壓下降的最低值稱為舒張壓。正常人的血壓會隨著年齡的增長而逐漸升高，不同的生理活動也會造成血壓一定程度的波動。

在靜息和（或）舒張壓 ≥140/90mmHg 時，我們稱為高血壓。高血壓是最常見的心血管疾病，患者常伴有脂肪和糖代謝紊亂以及心、腦、腎和視網膜等器官功能性或器質性改變。

高血脂患者 宜 監測血壓

定期測量血壓，能及時瞭解在藥物治療過程中血壓的變化，以及降壓藥物對患者的降壓療效如何，並為下一步的治療方案提供依據。高血壓患者最好能自備血壓計，學會自測血壓，每天測 2 次（早、晚各 1 次）。血壓穩定後可 1 周測 1~2 次並做好記錄，然後根據血壓情況決定複診時間。老年人血壓波動時，有時感覺不到明顯的症狀，因此更應定期測量血壓。

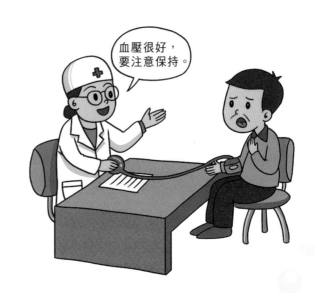

血壓很好，要注意保持。

高血脂患者 宜 自測血壓

測量時以輕鬆的姿態坐在椅上為宜，被測的上臂應裸露，手掌向上平伸，肘部位於心臟水平。

首先，在椅子上做 1~2 次深呼吸，使情緒安定，再將袖帶纏繞於右上臂，氣囊中間部位正好壓住肱動脈，氣囊下緣應在肘彎上 2.5 厘米。此時袖帶的緊度約可伸入 1~2 指。

其次，將空氣充入袖帶，壓迫動脈使血流停止。從感覺脈搏消失起，再繼續加壓使水銀柱上升 20~30mmHg。

將聽診器置於袖帶下肘窩處肱動脈上。一面聽脈搏，一面將袖帶的壓力放鬆，放鬆袖帶壓力的速率，約每秒 2~3mmHg。

當壓力至某一程度，聽診器中開始聽到血液流動的聲音，此時血壓計上的數值就是「收縮壓」。

繼續放出袖帶內的空氣，聽診器中聽到的聲音會漸漸微弱，最後完全消失，此時血壓計上所記錄的數值，就是「舒張壓」。

宜 清楚併發高血壓的症狀

高血壓的先兆症狀，往往因人、因病期而異。早期多無症狀或症狀不明顯，偶然體檢或由於其他原因測血壓時才被發現。簡單來說，高血壓常見的先兆症狀有：頭暈、頭痛、煩躁、心悸、失眠、注意力不集中、記憶力減退、肢體麻木、出血。所以，當出現莫名其妙的頭暈、頭痛或上述其他症狀，要考慮是否併發高血壓，並應及時測量血壓。

高血脂患者 宜 積極降血壓

併發高血壓會加重全身小動脈硬化，使心、腦、腎等重要器官發生缺血、缺氧，功能受損；加重心臟負荷，易發生心室肥大，嚴重時可導致高血壓性心臟病、冠心病、心率衰竭，甚至猝死。另外，如果不積極治療高血壓，還可導致心、腦、腎和血管多種病變，進而發生左心室肥厚、充血性心力衰竭、慢性腎衰竭等併發症。因此，應積極治療高血壓。

併發高血壓患者　宜／控制熱量攝入

肥胖與高血壓之間有著緊密的聯繫，體重超重者和肥胖者罹患高血壓的概率是體重正常者的數倍，控制體重是防治高血壓的基礎。堅持少量多餐原則，不暴飲暴食，每餐只吃七分飽是控制熱量攝入的基本原則，可以幫助我們保持標準體重。此外，多吃粗糧、魚類，少吃動物油、精製食物、紅肉等都可以在無形中減少身體攝取熱量，從而維持熱量的攝入和消耗平衡，有助於體重超標者恢復苗條。

併發高血壓患者　宜／清淡飲食

食鹽中含有大量的鈉元素，過量的鈉元素是致使血壓升高的元兇，因此高血壓患者應堅持低鹽飲食以穩定血壓、降低血壓。健康人群也不宜食用口味偏重的食物，清淡少鹽的飲食可以有效預防高血壓等心血管疾病。日常生活中要警惕隱蔽的高鈉食物，如膨化食品、蝦皮、醬菜、鹹菜、腐乳、醃肉、滷味食品等食物中含有大量的鹽分，高血脂合併高血壓患者儘量不要食用。

併發高血壓患者　宜／攝入膳食纖維

膳食纖維是維持心血管系統健康所必不可少的一類營養物質，它可以結合膽固醇使其直接和糞便一起排出體外、抑制膽固醇的吸收，從而降低人體內膽固醇的含量，有效保護血管彈性和通暢，因此具有預防高血壓、冠心病、高血脂的作用。大多數蔬菜、水果、粗糧中都含有豐富的膳食纖維，高血脂合併高血壓患者可以在日常飲食中根據自身狀況選擇食用。

併發高血壓患者　宜／補充鉀元素

鉀元素和鈉元素具有協同作用，它們共同調節人體細胞酸鹼值、滲透壓以及水分的平衡，人體如果攝取鉀元素不足，則會打破這種平衡，導致高血壓和水腫。此外，鉀元素是維持心肌正常功能的重要營養素，充足的鉀元素可以有效保護心臟，從而有利於高血脂合併高血壓患者恢復健康。大多新鮮蔬菜和水果中都含有豐富的鉀元素，如蘋果、香蕉、南瓜、馬鈴薯、番茄。

併發高血壓患者 宜/ 補鈣

食用富含鈣質的食物不僅有利於骨骼和牙齒的健康，對高血壓也具有一定的防治效果。鈣是優良的血液稀釋劑，經常食用含有豐富鈣質的食物可以有效降血壓、降血脂、防止血栓形成。因此，高血脂併發高血壓患者應注意補充鈣質，常吃富含鈣質的食物，如牛奶、酸奶、黃豆、核桃、魚類等。

併發高血壓患者 宜/ 戒煙限酒

高血脂併發高血壓的患者更需要遠離煙酒，這是因為酒精不僅會對胃部造成較大刺激，引發血管收縮，進而導致血壓升高，還會極大地損害心臟和肝臟，為高血壓患者埋下健康隱患。此外，飲酒和吸煙都會在一定程度上造成情緒波動，同樣不利於高血壓患者穩定血壓。

併發高血壓患者 宜/ 科學運動

適量運動是有效預防和治療高血壓的輔助手段。運動可以放鬆情緒，調節自主神經系統的功能，提高心臟的儲備能力，增加血管的彈性。運動還可以擴張外圍血管，降低交感神經興奮性，達到降低血壓的效果。併發高血壓患者在運動過程中應避免做下蹲起立、迅速低頭彎腰、迅速改變體位及憋氣等動作，以免血壓驟然升高，引發危險。

高血脂患者 宜/ 瞭解糖尿病

高血脂患者宜知道什麼是糖尿病，以便有效預防糖尿病併發症。糖尿病是指因胰島素的細胞代謝作用缺陷或者胰島素不足引起的糖類、蛋白質、脂肪等一系列代謝紊亂綜合症，臨床的顯著特徵表現為血液循環中葡萄糖濃度異常升高及尿糖。

宜/ 清楚併發糖尿病的症狀

高血脂併發糖尿病首要的症狀就是「三多一少」，所謂「三多」是指多尿、多飲、多食，「一少」指的是體重減輕。另外，糖尿病還有一些其他常見症狀，如視力下降、視物不清、皮膚瘙癢、反應性低血糖、神經病變及反復感染等。日常生活中如果自己出現了上述症狀，最好查一下空腹血糖含量。

高血脂患者 宜 監測血糖

高血脂併發高血糖患者一定要定時監測血糖，一方面能及時掌握血糖的變化、治療的效果及發生併發症的可能和危險，以便及時調整治療方案，控制血糖，防止併發症的產生。另一方面進行自我監測血糖，還可以防止出現低血糖。

當近期血糖較高時，應監測空腹及餐後 2 小時血糖；而當近期經常出現低血糖時，則最好檢測餐前血糖和夜間血糖。另外，隔一段時間在某一天的不同時間測血糖，最好不要每天在同一時間監測血糖。對於血糖控制較穩定者，血糖監測的間隔可以較長，可間隔兩三周甚至更長時間；但對於近期血糖波動較大者，則需根據病情增加檢測頻率。

宜 瞭解併發糖尿病的治療

臨床上治療糖尿病主要採用口服降糖藥和注射胰島素兩種方式。1 型糖尿病患者是由於體內胰島素分泌少了，應注射胰島素治療。而 2 型糖尿病患者體內的胰島素充足，但人體對其的利用度下降，可以口服降糖藥來控制。但一些 2 型糖尿病患者也適合注射胰島素，如患有先天心腦腎疾病、併發嚴重心腦腎疾病、妊娠期糖尿病等患者。

宜 清楚血糖的控制目標

血糖監測主要包括三個部分，分別是空腹血糖、餐後血糖和糖化血紅蛋白。如果空腹血糖在 6.1~7.2mmol/L 之間，餐後兩小時血糖在 7.8~8.9mmol/L 之間，且糖化血紅蛋白在 6%~7%，則表示血糖控制良好；如果空腹血糖在 7.2~8.8mmol/L，餐後兩小時血糖在 8.8~11.1mmol/L，且糖化血紅蛋白在 7%~8%，則表示血糖控制一般；空腹血 > 8.8mmol/L，餐後兩小時血糖 > 11.1mmol/L，且糖化血紅蛋白 > 8%，則表示血糖控制不佳。

併發糖尿病患者 宜 「三低」飲食

低脂肪飲食：脂肪的控制對於高血脂合併糖尿病患者尤為重要，低脂肪飲食可以幫助患者逐漸控制血脂。

低膽固醇飲食：膽固醇過多會導致血管硬化和變窄，對於高血脂和糖尿病的治療十分不利，因此堅持低膽固醇飲食是非常必要的。

低糖飲食：低糖飲食是高血脂和糖尿病患者都需堅持的飲食原則，過多的糖分攝入不僅會升高血糖值，還會進一步加重血脂異常。

併發糖尿病患者 宜/ 少食多餐

高血脂併發糖尿病患者宜少食多餐，這有利於患者血糖的控制。少食可以避免飲食過量加重胰島素的負擔而使餐後血糖升高；多餐可以避免由於藥物作用達到高峰時而出現低血糖，能夠維持血糖穩定。糖尿病患者在加餐時應注意以下方面：首先，加餐的食物應是糖尿病規定食譜中的一部分；其次，可以從正餐中勻出一小部分作為加餐的食物，可以是主食，也可以是少量副食，如雞蛋、牛奶、水果等。

併發糖尿病患者 宜/ 定時定量進餐

高血脂併發糖尿病患者應養成定時定量的進餐習慣，這樣有利於血糖平穩，使降糖藥物發揮較好的功效，而不至於出現血糖忽高忽低的狀況。患者應根據自己的體重和平時活動情況，算出自己每天需要的熱量，再將總熱量按 1/3、1/3、1/3 或 1/5、2/5、2/5 分為 3 餐，或按 1/7、2/7、2/7、2/7 分為 4 餐。一般，成人休息狀態下每千克體重每日需要 104.5~125.4 千焦；輕體力勞動需要 125.4~146.3 千焦；中體力勞動需要 146.3~167.2 千焦；重體力勞動者需要 167.2 千焦以上。

併發糖尿病患者 宜/ 多吃蔬菜粗糧

對於高血脂併發糖尿病患者來說，膳食纖維可延長食物在腸道內的停留時間、降低葡萄糖的吸收速率、延緩餐後血糖急劇上升，有利於病情的改善。高血脂併發糖尿病患者適量增加膳食纖維的含量對於控制血脂和血糖有著積極的意義。因此，高血脂併發糖尿病患者宜多吃含膳食纖維豐富的蔬菜和粗糧。另外，水果中同樣含有大量的膳食纖維，高血脂合併糖尿病患者食用水果時應選擇低糖、低熱量的水果。

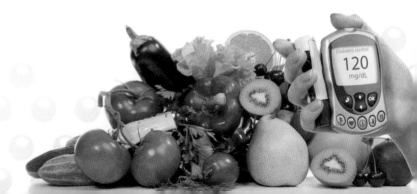

併發糖尿病患者 宜 適當多運動

運動能促進肌肉組織對血糖的利用，起到降低血糖的作用；運動還可以提高肌肉組織對胰島素的敏感性，改善胰島素抵抗，增強胰島素對血糖的調節功能，利於血糖保持穩定；運動可以促進脂肪燃燒、增加血管彈性，有助於預防、控制高血脂、高血壓等心血管疾病的發生、發展。

併發糖尿病的運動療法應遵循因人而異，量力而行，循序漸進，持之以恆的原則。建議併發糖尿病患者進行一些有氧運動，如散步、快走、游泳、騎單車、做保健操、打太極拳等。為防止低血糖，運動前可適當吃些甜食，如水果、餅乾，喝一小杯果汁等。

高血脂患者 宜 瞭解冠心病

高血脂患者宜知道什麼是冠心病，以便及時預防併發冠心病的發生。冠心病是冠狀動脈性心臟病的簡稱，是指冠狀動脈血管發生動脈粥樣硬化病變而引起血管腔狹窄或阻塞，造成心肌缺血、缺氧或壞死而導致的心臟病。另外，它還包括炎症、栓塞等導致管腔狹窄或阻塞。冠心病可分為無症狀心肌缺血（隱匿性冠心病）、心絞痛、心肌梗塞、缺血性心力衰竭（缺血性心臟病）和猝死 5 種臨床類型。

宜 瞭解高血脂與冠心病的關係

高血脂與冠心病密切相關，總膽固醇、甘油三酯、低密度脂蛋白、高密度脂蛋白等都是冠心病的危險因素，高血脂不僅是動脈粥樣硬化的誘因之一，也是促進血小板活性增高和血栓形成的危險因素。血脂的升高的幅度與冠心病發病率、病死率及病變的嚴重程度呈正相關。血脂越高，冠心病的發病率也越高，高血脂是導致冠心病的重要並且危險的原因。隨著血脂的升高，血脂在血管沉積造成動脈粥樣硬化，造成血流受阻，引起心臟缺血，進而導致冠心病。

併發冠心病患者 宜 少量多餐

不論是高血脂者還是冠心病患者，將體重控制在理想範圍內都有助於緩解病情、恢復健康。高血脂併發冠心病患者除了需要控制每日膳食攝取的總熱量之外，還需要合理分配每餐的熱量，這是因為吃得過飽會使血液大量集中在胃腸，這樣一來供給心臟的血液就減少了，易造成心肌缺血缺氧。既要滿足正常的生理需求又要避免對心臟造成威脅，少量多餐是很好的方法。

併發冠心病患者 宜/ 低鹽飲食

受飲食習慣的影響，中國人食鹽量大多超標，尤其是口味重的北方人，這大大增加了罹患心血管疾病的風險。食鹽攝入過多易導致高血壓，對控制冠心病患者的病情十分不利，低鹽飲食則有利於高血脂併發冠心病患者的病情控制。一般來講，每天的食鹽攝入量不宜超過 5 克，隨著季節的變化可做適當的調整，比如夏天出汗多，可適量增加食鹽的攝入量，冬天活動少則應降低食鹽的攝入量。

併發冠心病患者 宜/ 合理攝入蛋白質

蛋白質是構成心臟必需的營養物質，但攝入過多對併發冠心病患者來説卻有害無益，這是因為蛋白質不易消化，過多的蛋白質能夠加快新陳代謝、增加心臟的負擔。
蛋白質食物的來源可分為動物性蛋白質和植物性蛋白質，高血脂併發冠心病患者最好選擇植物性蛋白質，如牛奶、酸奶、豆製品等，不宜選擇動物性蛋白質，因為動物性蛋白質大多含有過多的脂肪、膽固醇，易增加冠心病的發病率。

併發冠心病患者 宜/ 清淡飲食

食用過多的膽固醇和脂肪對心臟和血管健康都非常危險，因此高血脂併發冠心病患者應減少每日膳食中膽固醇和脂肪的攝取量，清淡飲食，儘量不要吃或少吃肥肉、動物內臟、動物油，烹調食物時選用植物油並控制使用量。

併發冠心病患者 宜/ 注意烹調方式

科學的烹調方法同樣是食療的一部分，煎、炸、烤等烹調方式不僅會造成營養流失、滋生致癌物質，還不利於胃腸消化吸收。而燉、蒸、煮、煨等烹調方式可以烹調出味道鮮美、營養豐富、易於消化的食物，有益於高血脂併發冠心病患者緩解病情。

併發冠心病患者 宜/ 充維他命 C

維他命 C 有強大的保護心血管的功能，能夠增加血管韌性和彈性，促進膽固醇氧化為膽酸而排出體外，從源頭上阻斷冠心病的發病因素。因此，高血脂併發冠心病患者宜適當補充維他命C。日常生活中多吃一些富含維他命C的新鮮蔬菜和水果，如小白菜、苦瓜、紫皮茄子、豌豆苗、奇異果、柑橘、檸檬等。對於冠心病患者中膽固醇偏高者，也可在醫生的指導下服用含有維他命C的降脂複方。

併發冠心病患者 宜 補充鉻元素

體內缺乏鉻元素會導致糖和脂肪的代謝障礙，從而間接引發冠心病。研究發現，冠心病患者血漿中鉻元素的水平明顯低於正常人群，鉻元素的缺乏可使循環中胰島素水平升高，最終引發動脈粥樣硬化。高血脂併發冠心病患者適當補充鉻元素，能降低體內的膽固醇和總膽固醇水平，減少和預防動脈粥樣硬化的發生。全穀類、牛肉、酵母等食物中含有豐富的鉻元素，可適當食用。

併發冠心病患者 宜 補充硒元素

適當補充硒元素，可保護心肌細胞、防止心肌纖維化，改善心室收縮、舒張功能，調節心律失常，防止心臟缺血缺氧。硒元素還能降低膽固醇和甘油三酯的作用，降低血液黏稠度，防止動脈粥樣硬化的發生。高血脂併發冠心病患者平時適當吃些富含硒元素的食物，如大蒜、芫茜、油菜、苜蓿、菠菜、大葱、白菜、桑葚、蘋果、葡萄、海棠、豆製品、穀類等。

需要注意的是，硒元素的攝入量每日以 50 微克為宜，最多不能超過 400 微克。

高血脂患者 宜 瞭解脂肪肝

脂肪肝是指由於各種原因引起的肝細胞內脂肪堆積過多的病變。正常情況下，肝臟中的脂肪組織佔到肝臟重量的 3%~5%；輕度的脂肪肝患者，肝臟中脂肪約佔肝臟重量的 10%；重度患者可佔到 50% 以上。輕度的脂肪肝患者一般無明顯的臨床症狀，隨著病情的發展，可出現全身乏力、腹脹、食慾不振、肝區不適等不良反應。一般情況下，脂肪肝屬可逆性疾病，只要早期及時診斷並積極治療，就可恢復正常。

宜 瞭解高血脂和脂肪肝的關係

脂肪肝容易引發或加重高血脂的病情，脂肪肝可導致血脂和低密度脂蛋白膽固醇含量增高，而隨著肝臟細胞的進一步損害，血漿中甘油三酯和低密度脂蛋白的含量反而會下降。而高血脂又會誘發脂肪肝。當體內的血脂含量過高，超過肝臟的代謝能力時，大量的脂肪就會囤積在肝臟內，進一步損害肝細胞，誘發脂肪肝或肝硬化等疾病。

併發脂肪肝患者 宜/ 補充蛋白質

高血脂併發脂肪肝患者宜適當補充優
質蛋白質，以促進體內脂蛋白的合
成，清除肝臟內多餘的脂肪，促進肝
細胞的修復和再生。同時，肝臟的代
謝功能已大不如前，如果進食大量高
蛋白的食物會使血氨升高，當肝臟無
力將血氨轉變為尿素時，還易誘發肝
性腦病等中毒反應，反而不利於脂肪
肝的恢復。所以這類患者不宜過多攝
入蛋白質，每日供給量在 110~115
克為宜，重體力活動者可加至每日
115~210 克，並注意一定要選擇優質
蛋白質。

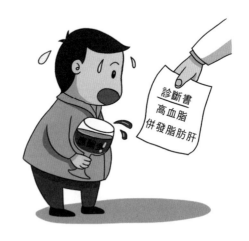

診斷書
高血脂
併發脂肪肝

併發脂肪肝患者 宜/ 補充水分

高血脂併發脂肪肝患者補充水分十分必要，因為肝臟將多餘的脂肪合成脂蛋白，以減
少肝臟中的脂肪，這個過程必須在水中進行。保證體內水分充足，可以讓載脂蛋白運
輸脂肪的過程更加順利，能加速肝臟中脂肪的分解和代謝。如果體內飲水不足，勢必
會影響肝臟中脂肪的輸出過程，加重脂肪肝。一般成人每日飲水量在 2000 毫升左右，
老年人 1500 毫升，但注意不要一次性飲用過多，以免加重心臟和腎臟負擔。最佳的
飲用水為白開水，應避免飲用飲料、咖啡等含有熱量或脂肪的飲品。

併發脂肪肝患者 宜/ 補充硒元素

硒元素對於治療肝臟疾病有良好的逆轉作用，能促進肝臟完成解毒、排毒的工作，減
輕肝臟負擔，並減輕毒素對肝臟的損害。硒元素能讓肝臟中的谷胱甘肽過氧化酶的活
性達到正常水平，從而加快脂質過氧化物的分解和代謝，清除自由基，保護肝細胞
結構的完整性。日常生活富含硒的食物有小麥胚芽、大蒜、蘆筍、蘑菇、芝麻及海
產品等。

併發脂肪肝患者 宜 適量運動

運動可有效減少內臟脂肪、改善胰島素抵抗,減少肝臟中脂肪的沉積,能減輕脂肪肝的程度,延緩病情發展。高血脂併發脂肪肝患者適宜選擇中等強度的有氧運動,如步行、慢跑、游泳、騎單車、打羽毛球、踢毽子、拍皮球、跳舞、跳繩、做廣播體操等,同時在運動前最好進行體檢。但需要注意的是,如果是因為妊娠、營養不良、毒素或藥物等因素引起的脂肪肝患者,以及伴有心、腦、腎等功能損害的脂肪肝患者,則最好不要進行運動,即便運動也要在醫生的指導下進行。

併發脂肪肝患者 宜 謹慎用藥

大多數藥物的代謝都在肝臟中進行,高血脂併發脂肪肝患者在進行藥物治療時要謹慎,一定要在醫生的嚴格指導和控制下服用藥物,以免加重病情。臨床上經常選用保護肝細胞、去脂藥物和抗氧化劑等,如維他命 B、維他命 C、維他命 E、卵磷脂、熊去氧膽酸、肌苷、輔酶 A、還原型谷胱甘肽等。另外,中藥中的何首烏、山楂等,能降低血脂,防止膽固醇在肝內沉積,也適宜患者服用。

高血脂患者 宜 瞭解腎病綜合症

腎病綜合症是由多種病因引起的綜合病症,以腎小球基膜通透性增加,伴腎小球濾過率降低等以腎小球病變為主的一組臨床表現相似的綜合症,而不是獨立的某一種疾病。其典型表現為大量蛋白尿、低蛋白血症、高度水腫、高膽固醇血症等。腎病綜合症的治療難度大,且復發率較高,平時應積極治療,防止復發。

宜 瞭解高血脂和腎病的關係

腎病綜合症患者由於體內的蛋白質從尿液中大量流失,肝臟會代償性的合成脂蛋白,尤其會刺激低密度脂蛋白的合成大大增加,這樣會使膽酸的分泌功能受到影響,導致膽固醇在體內堆積。並且腎臟發生病變後,體內的代謝功能紊亂、多種酶的活性發生改變,大量的脂質不能及時被分解排出,容易導致高血脂。

而高血脂又會在一定程度上加速腎臟疾病的進程,首先,體內多餘的血脂會在腎臟中沉積,加速腎臟的損傷。其次,血脂也會沉積在全身血管,形成動脈粥樣硬化,發生

在腎動脈，就會影響腎臟的血液供應。最後，高血脂會使血液處於高凝狀態，容易形成血栓，從而引起腎動脈栓塞、狹窄等。

併發腎病綜合症患者 宜 重視感染

腎病綜合症患者血液中的蛋白大量從尿液中流失，其中包括了對人體有免疫功能的成分，如免疫球蛋白、補體等。同時機體內的白細胞功能下降，鋅等微量元素也會流失，這些都會降低人體對外界致病因子的抵抗力，使患者很容易發生感染。所以平時要積極預防感染，適量補充優質蛋白，提高白蛋白水平，儘量不要吃生冷、辛辣食物。平時應注意保持皮膚乾燥、清潔；臥床患者要定期翻身和晾曬被褥，保持被褥鬆軟。一旦發生感染，要及時進行治療。

併發腎病綜合症患者治療 宜 利水消腫

高血脂併發腎病綜合症患者宜採取利水消腫的治療方法，能增加小便量，最大限度地減輕腎臟負擔，有利於腎臟功能的恢復。需要注意的是，治療時不宜過快過猛，以免造成體內水分減少、血容量不足，加重血漿高凝的狀態，從而易誘發血栓、栓塞等併發症。

忌 忽視高血壓併發症的危害

高血壓是一種常見病和多發病，高血壓初期，由於自主神經紊亂功能，會出現頭暈、頭疼、胸悶等症狀。隨著病情的發展，會出現全身細小動脈痙攣、內膜下玻璃樣變、管腔變窄，最後發生纖維壞死，致使許多臟器供血不足發生病變，尤其以心、腦、腎等器官的損害為重。所以，高血脂患者發生高血壓後，一定要在非藥物治療的基礎上，積極配合醫生治療。

併發高血壓患者 忌 為了降壓降營養

我們都知道，營養過剩、能量超標也是引起高血脂和高血壓的一個重要因素，於是很多人患了高血壓後，這也不敢吃，那也不敢碰，結果不但血壓沒有降下來，還可能出現營養缺乏、低血糖等病症。高血脂併發高血壓患者要做到減重不減營養，在將體重控制在正常範圍內時，保證飲食豐富、營養均衡，少吃高脂肪、高糖類的食品才更有利於降血壓。

併發高血壓患者 忌 降壓操之過急

有些人患了高血壓後,恨不得一下子就把血壓降下來。其實要把增高的血壓迅速降至正常水平是不現實的,而且是有害的,特別是血壓在 180mmHg 以上的高血壓患者。因為機體已經適應了高水平血壓,如果降得太快,會造成機體不適應反而出現新的症狀,臟器供血會受到損害。降壓藥應該從小劑量開始,使血壓緩慢平穩下降,讓機體得到新的適應和平衡,才是合理的。並且有些降壓藥的效果,也不是立即產生的,需要耐心。但對於急性高血壓患者(包括伴有急性靶器官損傷的高血壓危象、高血壓腦病等急症高血壓患者),則需要住院儘快地將突然急劇增高的血壓控制住。

併發高血壓患者 忌 擅自亂用藥物

降壓藥的種類很多,作用、藥效也不同,有些降壓藥對這一類型的高血壓有效,而有些降壓藥則對另一類型的高血壓有效。另外,還有些患者聽別人服用什麼藥物效果好就服用什麼藥,或片面地選擇價格貴的降壓藥,服藥的類型與自身病情不符,是起不到良好降壓效果的。因此,併發高血壓患者在用藥物治療時,應在醫生的指導下,根據病情輕重和個體差異,分級用藥。

併發高血壓患者 忌 在睡前服藥

人在入睡後,新陳代謝減慢、血壓也相應降低,如在睡前服用降壓藥,2 小時後正值藥物的高效期,這樣可導致血壓大幅度地下降,血流量減少,血流中的某些凝血物質極易黏附在血管內膜上,聚集成凝塊,特別是老年人,易引起缺血性腦中風、心絞痛及心肌梗塞。但如果很多老年人早晨起床時,血壓偏高,晚上也可以適量服用,最好在睡前 2 個小時服藥,劑量也不宜過大。

併發高血壓患者 忌 起床過猛

腦血栓、腦出血等急症多數發生在夜間起床上廁所時,由於體位的突然變化,造成心腦血管供血不足,血壓驟升而發生危險;因此,起床時動作宜緩慢,避免體位突然轉變而引起血壓波動。首先,患者應從仰臥位,轉變為側臥位;然後用手支撐上半身坐起,坐起後停半分鐘,使身體完成從臥位到坐位的適應;接著把雙腿垂在床沿上,停

半分鐘；最後雙腳落地，從床上站起，最好在床邊停半分鐘後，待身體適應立位後再走動。

忌 忽視糖尿病併發症的危害

糖尿病已成為世界上第三大嚴重危害人類健康的疾病，會對人體的心、腦、腎、血管、神經、皮膚等多個器官造成損害。糖尿病最大的危害就是心腦血管，容易併發冠心病、腦出血、心力衰竭、心率失常等病症。由於血糖的升高，還可引起周圍血管病變，導致局部組織敏感性降低和血流灌注不足，容易發生局部組織潰爛。此外，糖尿病還會對神經造成損害，導致周圍神經病變和自主神經病變。

併發糖尿病患者 忌 過量運動

運動療法對糖尿病患者有一定的益處，但運動要以適度為原則，過度運動還可能導致低血糖，甚至造成腦供血不足、昏迷等嚴重後果。血糖控制不穩定的患者也不宜過量運動，以免引起血糖進一步升高，嚴重還可引起糖尿病酮症酸中毒。另外，有嚴重心腦血管疾病、腎功能不全、視網膜病變、糖尿病足等併發症的患者不適宜進行運動。

併發糖尿病患者 忌 不吃主食

有些糖尿病患者吃飯不喜歡吃主食，只吃蔬菜、肉類、豆製品和水果，這樣非常不利於控制血糖。研究發現，與主食中的熱量相比，副食中的熱量更多，易導致血糖升高。長期不吃主食，還會導致碳水化合物攝入不足，體內代謝物質紊亂，容易引起高血壓、冠心病或加重肝腎負擔。體內碳水化合物不足，還會導致胰島 β 細胞功能下降，胰島分泌減少，使糖分滯留在血液中。

併發糖尿病患者 忌 只吃精米精麵

稻穀、麥子等粗糧中含有豐富的膳食纖維、B 族維他命和礦物質（B 族維他命可參與糖、脂肪和蛋白質的代謝，維他命 C 可以保護血管）。這些粗糧在進行精細加工的過程，會損傷上述的營養素。因此，我們通常吃的精米精麵中幾乎不含膳食纖維，這些食物很快就會被機體消化，導致血糖驟然升高。糖尿病患者要比正常人需要更多的維他命和膳食纖維，所以高血脂併發糖尿病患者宜多吃全穀或全麥等粗糧食品。

併發糖尿病患者 /忌 胡亂吃水果

水果中含有豐富的維他命、礦物質、膳食纖維和抗氧化物質，有利於人體健康。但對於糖尿病患者而言，水果卻不是想吃就能吃的；因為水果中含有的葡萄糖、蔗糖、果糖等多種糖分，食用不當會引起血糖升高。糖尿病患者在選擇水果時，應選擇含糖量相對較低的水果，如檸檬、橙子、葡萄、李子、枇杷等。食用時不宜一次性吃過多的水果，也不要在飯後食用，最好在飯後 3 小時再吃水果，還可以避免發生低血糖。

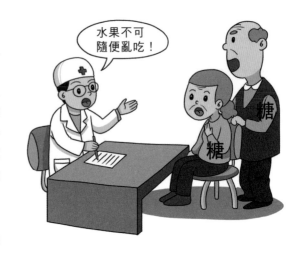

水果不可隨便亂吃！

/忌 忽視治療冠心病併發症

冠心病是一種常見的心臟病，其發病率和死亡率較高。冠心病常伴有眩暈、氣促、出汗、寒戰、噁心、昏厥等症狀，嚴重者可發生心絞痛、心肌梗塞。冠心病患者還會因心肌缺血而發生心律失常、心臟擴大、心力衰竭等，甚至猝死。所以，一旦被確診為冠心病，就應積極進行治療。

/忌 忽視治療脂肪肝併發症

脂肪肝在早期是可逆的，只要結合藥物治療和非藥物治療，就可以使肝臟恢復健康。但可逆並不代表脂肪肝是可以自愈的，很多患者被檢查出脂肪肝後由於症狀感覺不明顯或只通過健康的飲食和運動調節，進而忽視了脂肪肝的治療，這是非常危險的。因為不及時干預、治療，脂肪肝加重，有 1/3 左右的患者經過 20~40 年的時間就會演變為肝硬化，威脅生命安全。另外，脂肪肝還是一種代謝性疾病，脂肪代謝長期紊亂，還會引起糖類、嘌呤等物質代謝紊亂，引發高血糖、高尿酸血症等疾病，對心血管的威脅也增加。

併發脂肪肝患者 /忌 飲酒

雖然適度飲酒具有降脂的功效，但如果高血脂患者併發脂肪肝後就要避免飲酒。因為酒精主要在肝臟中進行代謝，這對於已經受損的肝臟而言無疑是雪上加霜，容易引起病情惡化，長期飲酒還可能會發展為肝硬化。所以，高血脂併發脂肪肝患者為了自身健康一定要戒酒。

併發脂肪肝患者 /忌 吃辛辣刺激食物

辛辣刺激性食物會導致體內濕熱，體內水分相對不足，容易阻礙肝臟中的載體蛋白運輸脂肪，不利於病情的恢復。因此，脂肪肝患者應避免食用辣椒、韭菜、胡椒、羊肉、狗肉等辛辣刺激性食物。即便康復後也不宜食用，以免導致病情復發。

併發脂肪肝患者 /忌 吃高脂肪食物

脂肪肝主要是肝臟中脂肪出現代謝障礙，如果攝入高脂肪、高膽固醇的食物，無疑會大大加重肝臟脂肪化程度，還會加重肝臟負擔，對脂肪肝的控制和治療十分不利。所以，高血脂併發脂肪肝患者應忌吃高脂肪、高膽固醇的食物，如肥肉、動物內臟、蛋黃、豬蹄、豬雜等。但並不是不可以吃肉，可以適當吃些魚肉及煮過的瘦豬肉、牛肉、雞肉等。一次進食肉類在 75~100 克為宜，在喝肉湯時應把上面的浮油撇掉。

併發脂肪肝患者 /忌 飯後飲茶

很多人都有飯後喝茶的習慣，這可能會導致並加重脂肪肝病情。因為茶葉中含有大量鞣酸，會與蛋白質合成具有吸斂性的靶酸蛋白質，這種蛋白質能使腸道蠕動減慢，容易造成便秘，增加了有毒物質對肝臟的毒害作用，從而易引發脂肪肝，還會使原本就有脂肪肝的患者病情加劇。高血脂併發脂肪肝患者在飯前或飯後 1 小時內最好不要飲茶。

另外，脂肪肝患者不適合空腹喝茶，這樣很容易傷害到脾臟和胃，對病情也會產生一定的影響。

忌 忽視高血脂併發中風

中風是一種突然起病的腦血液循環障礙性疾病,因此又叫腦血管意外。中風分為缺血性中風和出血性中風,其中前者與高脂血症關係緊密。血脂的升高會產生或加重腦血管動脈粥樣硬化的程度,造成腦血管的狹窄、閉塞。血脂升高還會使血液變得黏稠,流動緩慢,阻塞血管,在血管內形成血栓,最終導致腦供血不足。腦中風對人體健康和生命危害極大,因此高血脂患者要積極防治中風併發症。

忌 忽視高血脂併發眼病

高血脂是引起視網膜血栓的最常見的原因。高血脂在眼睛內部引起的病變,其後果比皮膚或肌腱等部位的黃色瘤嚴重得多。當患者有嚴重高血脂時,血液中含有大量富含甘油三酯的脂蛋白可使視網膜血管顏色變淡而近乳白色。而這些脂蛋白有可能進一步從毛細血管中漏出,這就是視網膜脂質滲出,在視網膜上呈現出黃色斑片。如果脂質滲出侵犯到黃斑則可嚴重影響視力。高血脂引起的視網膜靜脈血栓形成,後果更加嚴重,而且不易被及早發現。

忌 忽視高血脂性聽力下降

醫學研究發現,血脂高低與聽力有很大關係,而且主要通過兩種途徑影響聽力:一是高血脂引起內耳脂質沉積,過氧化脂質增加,直接導致內耳細胞損傷,血管萎縮,進而引起聽力減退乃至耳聾;二是高血脂使血液黏滯度增加,易發生動脈粥樣硬化,內耳動脈血流緩慢、供血不足,引起內耳微循環灌流發生障礙,進而影響內耳聽力。所以,高血脂者如果出現聽力障礙,應積極進行防治,做到降血脂和改善聽力雙管齊下。

忌 忽視高血脂併發膽結石症

人體中膽道系統的主要功能是運送、貯存、濃縮以及排泄膽汁。高脂血症會引起脂質代謝紊亂,體內膽固醇含量偏高,再加上膽囊收縮功能減退,膽汁排泄遲緩,易發生濃縮,黏稠度增加,從而改變了膽汁中膽固醇、膽汁酸以及卵磷脂等成分的比例,導致膽汁中的膽固醇呈過飽和狀態而發生結晶、析出、結聚、結石形成。高血脂合併膽結石對人體的危害是雙重的,會加倍阻塞血管,所以高血脂患者要積極預防和治療膽結石併發症。

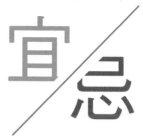

第九章

高血脂不同人群調養宜/忌

隨著人們生活水平的提高，生活方式的改變，高血脂這個「富貴病」已不再是老年人的專利，男女老少都可能被高血脂盯上。不同人群得了高血脂，不能搞一刀切，應針對不同人群的特點和病因進行對症調養，才能取得事半功倍的降脂效果。

兒童 宜 注意預防高血脂

很多人認為血脂異常、冠心病是成年才會患的疾病，兒童無需擔心。高血脂大多在成人後發病，但兒童血脂異常的情況並不少見，有的家族性高膽固醇血症的兒童，可能在 10 歲左右就會出現冠心病的臨床症狀和體徵。如果不積極預防兒童高血脂或改善血脂異常的情況，任由血脂異常的情況不斷加劇，則會大大增加兒童成年後患高血脂病或其併發症的可能性。

兒童 宜 重視血脂檢查

兒童高血脂患者以先天性高血脂較為多見，及時檢查血脂有助於儘早控制病情，以免血脂過高損害其他靶器官。在給兒童測血脂時，很難像成人一樣禁食一段時間後再抽血測量。不過食物對兒童血脂的影響可忽略不計，所以再給兒童測血脂時，可不必要求必須在禁食的狀態下化驗血脂。如果血脂異常，應在 2~3 周內進行複測。

宜 重視兒童肥胖

不少老年人都有一個觀念，認為兒童白白胖胖的營養才充足，身體才健康。要知道，過猶不及的道理，兒童過於肥胖也會對健康造成影響。研究發現，在肥胖兒童中，有超過一半的兒童血脂異常。另外，肥胖兒童患高血壓、糖尿病、冠心病的概率也要比正常人高很多。所以，要重視兒童肥胖，積極預防和治療肥胖，以減少兒童成年後患高血脂、冠心病的可能性。

宜 瞭解兒童肥胖的標準

兒童是肥胖還是強壯，不能光靠主觀意識來判斷，應看是否符合科學標準。
1~6 個月：標準體重（千克）＝出生體重（千克）＋月齡 ×0.6。
7~12 個月：標準體重（千克）＝出生體重（千克）＋月齡 ×0.5。
1 歲以上：標準體重（千克）＝ 8 ＋年齡 ×2。
如果實際體重超過標準體重的 10%，可以看做超重，一旦超過了 20%，則屬肥胖。

宜 / 瞭解是否屬高危兒童

兒童和青少年的血脂水平隨著年齡的增長不斷變化，某個階段血脂較高屬正常狀態，
所以目前對兒童和青少年高血脂尚無一個明確的診斷標準。但對於高危兒童，應做好
血脂檢測，以便及早發現高血脂。以下幾類人屬高危人群：有心血管疾病家族史者；
肥胖和超重者；不愛運動者；有不良飲食習慣者，如經常吃高脂肪、高熱量、高蛋白
食物，喜吃甜食、煎炸食物，不愛吃水果蔬菜等。

宜 / 瞭解兒童高血脂的治療

兒童血脂異常的治療與成人不同，應特別強調飲食治療。一般情況下，對於 10 歲以
上的高血脂兒童宜先進行 6~12 個月的飲食治療，如果飲食治療無效，血脂仍然很高
者可考慮用藥。飲食治療無效而需要藥物治療的患兒，也應繼續飲食干預，以使治療
有效持久。

兒童高血脂 宜 / 以飲食治療為主

由於兒童的肝腎尚未發育完全，服用降脂藥物後容易增加肝腎的負擔，所以治療兒童高血
脂應首選考慮飲食治療。首先，應保證飲食的全面、均衡，保證兒童生長發育的營養需求。
其次，應適當控制兒童食用高熱量、高脂肪、高糖的食物，以免引起膽固醇升高，血
液黏稠度增加。

宜 / 從小養成運動的習慣

隨著電子設備的興起，很多小孩子迷戀上了電視、電腦、手機等產品，去戶外活動的
時間大大減少，這樣體內熱量不斷囤積，容易引發肥胖，增加兒童患高血脂的可能性。
建議家長多帶小孩子到戶外玩耍，幫助小孩子從小養成愛運動的習慣。兒童高血脂患
者更應適當增加運動強度，每週至少保證運動 5 天。

宜 / 瞭解兒童降脂的目標值

在兒童服用降脂藥物進行治療時，應先瞭解兒童的降脂目標。兒童降脂治療的最低目

標為低密度脂蛋白膽固醇＜ 4.42mmol/L，其理想的降脂目標值為低密度脂蛋白膽固醇＜ 2.6mmol/L。如果治療達到了降脂的最低目標或理想目標，也不要認為血脂就恢復正常了，最好在堅持飲食治療的同時，每 6~12 個月就到醫院檢查一次血脂，以免血脂再次升高。

宜 瞭解需要藥物治療的適應證

兒童和青少年高血脂患者需要使用藥物治療的人群並不多，在 12~17 歲的兒童中，只有 0.8％的人適合接受藥物治療。藥物治療的適應證為：10 歲以上的兒童，經 6~12 個月的飲食治療無效，低密度脂蛋白膽固醇 ≥4.16mmol/L，並伴有確定的早發冠心病家族史（55 歲以前），同時存在兩個或兩個以上易引起冠心病的危險因素。另外，對於繼發高血脂的兒童，應在降脂的同時，積極治療原發疾病。

宜 瞭解兒童禁用的降脂藥

兒童患高血脂後，有些父母會將成人降脂藥物減少劑量後讓兒童服用，有的藥物對於成人能取得較好的治療效果，但卻不一定適宜兒童，還可能給兒童帶來危險。例如臨床上常用的菸酸類降脂藥，一般認為 2 歲以下幼兒膽固醇為正常發育所需，且菸酸未經兒童臨床試驗，不推薦使用菸酸給兒童降脂。另外，不適宜兒童服用的降脂藥物還包括：阿昔莫司、苯札貝特、非諾貝特、洛伐他汀、普羅布考、辛伐他汀等。

兒童服藥 宜 從小劑量開始

雖然目前有幾種供兒童服用的降脂藥物已經獲得了批准，但不能保證這些藥物對兒童不會產生毒副作用。兒童不宜濫用降脂藥物，能不服用儘量不要服用，使用降脂藥物時，應在專業醫生的指導下，從小劑量開始服用，儘量減少藥物對兒童的副作用。應用降脂藥物後，應實時進行檢測並定期隨訪，以考察藥效。

兒童高血脂 宜 加強監測

兒童高血脂患者服用降脂藥物應加強監測，除了要監測降脂藥物的療效和安全性外，還要注意監測兒童生長發育的情況，如兒童身高和體重的變化、其他各器官的功能以

及治療措施對兒童心理有無影響等。如果發現兒童的身高、體重及其他器官功能受到影響，應立即停藥，並在醫生的指導下更換藥物。若發現兒童心理方面受到影響，應及時疏導、調節。

宜/ 重視兒童心理調適

近年來，兒童高血脂患者逐漸增多，但由於兒童的理解能力和自我控制能力較差，所以如何對兒童進行正確的心理調節，對疾病的控制和治療起著至關重要的作用。

兒童的理解能力較差，主要通過自身掌握的詞匯和感知力來理解事物，因此為兒童講解病情時，要儘量使用他們熟悉的詞匯，選擇適用於兒童的語言，講解時要有耐心，並保持平和的心態，儘量不要讓兒童產生焦慮、恐懼等負面情緒。

兒童自我控制能力較差，常常會選擇吃自己喜歡的食物，這時家長一定要避免兒童過量食用大魚大肉，儘量溫和地引導兒童吃一些利於降脂的水果和蔬菜，尤其要注意不能強制兒童，以免產生不良情緒加重病情。

另外，兒童患者往往體形較胖，與同齡人相比，容易產生自卑心理，家長要鼓勵兒童，幫他發現自己的長處，並積極參加體育鍛煉，克服自卑心理。

孕婦 宜/ 注意預防高血脂

懷孕是件開心的事情，但在懷孕期間會出現很多狀況，比如高血脂就是孕期的常見病之一。女性在懷孕時，體內的激素濃度發生了較大變化，影響了體內血脂的正常代謝。加上女性在懷孕期間需要攝入大量的營養，活動量相對減少，也容易導致血脂升高。一旦發生了妊娠高血脂，對準媽媽和寶寶而言都是十分危險。所以，女性在懷孕早期就應防範高血脂的發生。

宜/ 瞭解孕期血脂升高的意義

孕婦為了適應妊娠過程中自身和胎兒的營養需要，全身系統會發生生理性改變，血脂方面表現為甘油三酯、膽固醇和高密度脂蛋白含量升高，低密度脂蛋白膽固醇水平降低。這樣的變化在一定程度上有利於胎兒正常的生長發育，保證胎兒

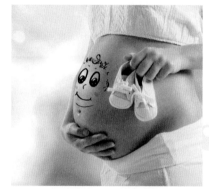

生長過程中所需要的細胞膜成分和脂肪。但這個變化應保證在正常的範圍內，如果血脂變化超過了正常範圍，就要根據孕婦的情況，及時採取相應的降脂措施。

宜 及早發現孕婦高血脂

如果孕前沒有高血脂病史，那麼孕期患高血脂後，通常沒有明顯的症狀，需要做血脂篩查才會發現，但血脂篩查一般要等到孕 24~28 周後才會進行。孕婦不妨平時多注意觀察自己是否有尿頻、尿量增加、口渴、進食增多、體形消瘦、疲乏無力、容易感染等表現，如果上述表現明顯，就要警惕高血脂的發生，及時做好預防工作。

孕婦 宜 做好血脂檢查

孕婦血脂的變化與自身的健康和胎兒的成長發育有著密切的關係，為避免血脂過高危及孕婦和胎兒的安全，應在孕期進行血脂檢查。尤其是體形偏胖或家族中有高血脂、冠心病等病史的孕婦，更不能忽視血脂檢查。如果血脂在正常範圍內，也不能掉以輕心，堅持合理飲食、適量運動保證血脂處於並根據血脂檢查結果做好相應的調理、控制措施。

宜 瞭解孕婦高血脂的症狀

孕婦患高血脂往往伴有體重超重或肥胖，有的孕婦在高血脂早期無明顯症狀，但隨著病情的發展，可出現頭暈目眩、頭痛、神疲乏力、失眠健忘、肢體麻木、胸悶、心悸、氣短、胸痛、口歪嘴斜等症狀。若孕婦高血脂威脅到心臟動脈和腦動脈，還會出現心絞痛、心肌梗塞、中風和間歇性跛行，少數的孕婦還可能出現角膜弓和眼底改變。

孕婦 宜 適當運動

孕期適度運動有益身心，有助於順產和產後身體的恢復；運動也是預防和治療高血脂的重要措施。如果孕婦活動量較少，體內多餘的脂質不能被及時代謝出去，很容易引起血脂增高。孕婦宜選擇強度較低的運動，如散步、瑜伽等，每次運動的時間不宜過長，可增加運動的次數，外出散步時最好有家人陪同。需要提醒的是，即使孕婦血脂較高，也不宜嘗試劇烈的運動，以免發生危險。

孕婦 宜/ 合理飲食

一般在孕期，孕婦的飲食量都會有所增加，很多孕媽媽為了寶寶的健康也會特意多吃有營養的食物。所以，控制飲食對孕婦高血脂的預防起著十分關鍵的作用。孕婦宜堅持少量多餐的進食原則，避免一次性攝入過多的食物。同時飲食上，也應控制高脂肪、高膽固醇、高糖食物的攝入，多吃新鮮的蔬菜和水果。

宜/ 瞭解孕婦高血脂用藥原則

孕婦高血脂患者，首先應考慮飲食治療和運動治療，堅持實行一段時間後，如果甘油三酯的含量仍然很高，才可以考慮使用降脂藥。使用降脂藥前，應檢查肝功能，若肝功能異常，也不建議使用降脂藥。孕婦應避免擅自選擇降脂藥物，應由醫生根據其情況選擇對症，且對胎兒毒副作用較小的降脂藥物。

宜/ 重視孕婦的心理調適

隨著子宮一天天增大，身體越來越笨重，孕媽媽身體帶來的不適感越來越強烈，同時心理壓力也會增大。患有高血脂的孕媽媽心理負擔往往要比正常的孕婦大，更容易感到焦慮、緊張，不少人會擔心高血脂會不會影響寶寶健康，自己能否順利分娩？長期心理壓力過大，不僅不利於脂質的代謝，降低血脂，還可能為產後抑鬱症及寶寶日後性格的養成埋下隱患。所以，高血脂孕婦宜用積極樂觀地心態面對高血脂，做好生活調養，遠離高血脂的困擾。

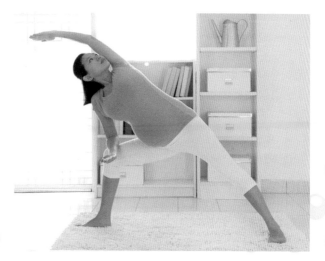

更年期 宜/ 預防高血脂

研究發現，成年女性體內的膽固醇含量在 40 歲以前低於男性，而絕經後膽固醇水平會逐漸升高並超過男性，這與女性體內雌激素的變化有關。雌激

素能改善血管彈性、避免脂質堆積，促進低密度脂蛋白膽固醇的代謝。女性進入更年期後，卵巢機能衰退，體內雌激素水平迅速降低，容易導致體內的膽固醇含量升高，高密度脂蛋白含量降低，容易發生高血脂。所以，更年期女性務必要注意預防高血脂。

更年期 宜/ 每天快走 1 小時

有研究發現，在所有運動項目中，快走（在 12 分鐘內走完 1 千米）是最適合更年期女性參加的運動。研究指出，中老年女性每天堅持快走 45~60 分鐘，患中風的可能性可降低 40%。這是因為快走能消耗體內的脂肪，加強多餘脂質的代謝，對初期高血脂具有明顯的治療功效。更年期女性每天堅持快走，還可預防糖尿病、冠心病、骨質疏鬆及某些癌症的發生。

更年期 宜/ 適當補充雌激素

更年期高血脂主要是由於體內雌激素減少導致的，適當補充雌激素，幫助調節體內的內分泌系統，可改善脂質的代謝，保護心血管。大豆製品是補充雌激素的好選擇，尤其是豆漿中還含有豐富的植物蛋白、磷脂、B 族維他命、菸酸及鈣、鐵等礦物質。更年期女性適當增加豆類及豆製品的攝入，不僅可延緩更年期，改善更年期症狀，還能幫助防治高血脂、高血壓、動脈粥樣硬化等疾病。

更年期 宜/ 控制脂肪和糖類的攝入

更年期女性往往容易發生肥胖，而肥胖易誘發高血脂、高血糖等疾病。肥胖的原因一方面與體內的內分泌失調、代謝紊亂有關，另一方面更年期女性情緒不穩定，很多人會通過飲食緩解不良情緒，容易在不知不覺間攝入大量的食物，導致體內熱量過剩。因此，更年期女性一定要控制飲食，尤其要控制高脂肪和糖類食物的攝入。

更年期 宜/ 重視心理調適

更年期高血脂多發生在女性絕經後期，這個時期女性體內的雌激素迅速減少，生理功能衰退，會使情緒和心理發生巨大的變化，容易產生失眠健忘、煩躁易怒、精神緊張、焦

慮不安、多疑愁苦、恐懼不安等不良情緒，這些不良情緒也是誘發高血脂的原因之一。更年期引發的心理上的失落感和情緒的轉變，讓很多女性措手不及，加之沒有很好的調節情緒的方式，容易沉溺於負性情緒之中，使脂肪代謝出現紊亂，血脂升高。因此，更年期高血脂患者除了要保持良好的生活習慣外，一定要懂得調節自己的情緒，掌握宣洩不良情緒的方法，培養讓自己身心愉悅的愛好，讓自己保持心境開闊、積極樂觀、心情愉悅的良好狀態。

青年 宜 注意預防高血脂

近年來，高血脂逐漸呈年輕化趨勢，這與青年人的不良生活方式有很大關係。生活不規律、飲食不節制、運動量少等是引起脂質代謝異常的高發因素。任何疾病的發生都不是一朝一夕的事，需要一個從量變到質變的累積過程，高血脂更是如此。醫生指出，控制血脂不只是老年人的事情，宜從青年開始就要做好預防，尤其已經出現血脂異常的青年更要及時調理。

青年 宜 調整生活方式

青年人患高血脂的主要原因就是不良的生活方式，所以降脂首先應從調整生活方式入手。平時保證規律、健康的作息習慣，不熬夜，不睡懶覺，三餐應定時定量。並且要戒煙、戒酒，少吃高脂肪、高糖的食物，多補充微量元素和礦物質。即使工作再忙，每天也要安排出一定的時間進行運動，並儘量保證情緒平和，避免精神過度緊張、焦慮。

青年 宜 運動降脂

青年人體力旺盛、對疲勞的耐受性強，運動是幫助改善青年人血脂異常的理想選擇。適當的運動，能促進機體代謝，提高脂蛋白酶的活性，加速脂質的分解和排泄；堅持鍛煉還可改善血脂的構成，改善脂質代謝紊亂，減輕高血脂。青年人可嘗試中高強度的運動，每週堅持鍛煉 5~6 次，每次運動的時間不應少於 1 小時，但也要避免運動過量。

中年人 宜 注意預防高血脂

人到中年，由於工作精神緊張、運動能力下降、身體的代謝能力下降，容易使脂質的代謝過程出現異常，誘發高血脂。中年人要保證飲食的均衡、多樣，多吃新鮮的綠色蔬菜，根據自己的身體情況堅持鍛煉身體，並定期到醫院進行身體檢查，監測血脂、血壓、血糖等指標是否正常。

宜 重視中年人的心理調適

對中年高血脂患者而言，他們的情緒比較穩定，對挫折的承受能力較強，可以客觀地看待高血脂，但多年形成的飲食和生活習慣一時很難改變。中年高血脂患者，不能讓自己處於被動的角色之中，要掌握對疾病的控制力，要相信自己可以通過調節，將血脂控制在正常範圍內。

老年人 宜 注意預防高血脂

老年人是高血脂的高發人群，血脂升高是引起老年人患心血管疾病的重要危險因素，往往伴隨著冠心病和動脈粥樣硬化等疾病的風險。研究發現，老年人血清膽固醇每升高 1％，患冠心病的危險性就會增加 2％~3％。所以，老年人不管是否患有高血脂，都應積極防治，尤其是已經患病的老年人治療高血脂更不能有半點兒馬虎。

宜 瞭解老年高血脂的特點

血脂的水平會隨著年齡的變化而變化，血清總膽固醇不斷升高，到老年時達到峰值，甘油三酯則到了一定年齡段會出現下降的趨勢。老年人血脂水平增高與冠心病危險性呈平行關係，膽固醇、甘油三酯及低密度脂蛋白的升高都與冠心病的危險性密切相關。到了老年人時，血清低密度脂蛋白膽固醇逐漸呈進行性增高趨勢，老年人降脂治療的目的在於控制低密度脂蛋白的濃度，能最大限度地減少冠心病的危險性。

老年人服藥 宜 注意

老年高血脂患者為減少心血管疾病的發生，一定要結合自身的特點用藥。老年人對藥

物的耐受力較弱，加上器官的代謝功能下降，在開始用藥時宜從小劑量開始，然後緩慢地增加藥量。不少降脂藥物對肝、腎功能都有一定的損害，所以老年人在服用降脂藥物時，還要注意定期檢查肝、腎功能。

宜 瞭解老年高血脂的治療

老年人由於活動量少，新陳代謝速度慢，食用過多的高脂肪食物，不能被消耗，反而容易加重原有病情，所以老年高血脂患者宜重視飲食治療。此外，老年高血脂由於血管動脈粥樣硬化嚴重，血管的彈性減弱，就會導致收縮壓升高，所以平時應經常測量血壓，及時發現高血壓。另外，老年人各器官呈退行性變化，在治療過程中，還要密切監測是否有其他併發症的發生。

老年人運動 宜 注意

老年高血脂患者想要運動，自身的安全是第一位的。運動前，首先要進行身體檢查，當醫生認為可參加運動後方可進行。出門運動時，要攜帶急救藥或病歷卡，最好參加集體鍛煉，或鍛煉時有人陪同。運動過程中，應選擇中低強度的運動，如散步、慢跑、打太極拳、練八段錦等，運動速度不宜過快，應遵循循序漸進的原則。需要特別注意的是，老年人應避免做屏氣、過分用力或動作幅度過大的運動。

宜 重視老年人心理調適

老年人的活動能力減弱，容易產生無助、失落、孤單等情緒，常常會擔心自己年老體衰，抗病力不如年輕人，身體不會康復，對治療失去信心，這些不良情緒反而不利於降低血脂。因此，老年人更要注重心理調節。

家人的關心能幫助老年人走出負性的情緒，以更積極的心態面對。家人和醫護人員還應多做開導工作，幫助老年患者樹立治療的信心，告訴患者只要按時服藥、注重飲食調節並進行適當的鍛煉，就可以將血脂控制在安全範圍內。這樣可以幫助老年患者減輕心理負擔，使其積極地配合治療，病情也會隨之好轉。老年患者要學會調節好自己的心態，正確地看待疾病，相信自己是身體的主人，可以通過自身的努力控制病情。

老年人半夜醒後 宜 喝杯水

老年人由於腎臟收縮功能減退，夜間排尿多。一些老年人為了減少夜間起身的次數，儘量不在睡前飲水。但如果睡前不飲水，會導致血漿收縮、血液黏稠度增加，易誘發血栓。另外，老年人夜間排尿後，也會導致體內缺水，使血液黏稠度增加，所以半夜醒後最好喝杯水，尤其是併發高血壓、冠心病、腦血管動脈硬化的患者，更應注意睡前和夜間補水。

老年人 宜 常量血壓

隨著年齡的增加，心血管系統呈退行性變化，動脈粥樣硬化明顯，容易發生老年性高血壓，尤其是高血脂患者，更容易誘發高血壓。高血壓對人體的危害不亞於高血脂，所以老年人不管是否患有高血壓，都應定期測量血壓，積極預防高血壓。

肥胖者 宜 預防高血脂

肥胖人群的脂肪代謝特點就是血漿中游離脂肪酸升高，血清膽固醇和甘油三酯的含量增高，而高密度脂蛋白含量則顯著降低，這表明肥胖人群體內的脂肪代謝紊亂。研究發現，血漿膽固醇和甘油三酯的升高與肥胖程度成正比，體重下降可使高血脂患者的血漿甘油三酯含量降低至正常水平。肥胖除了會引起高血脂外，還會增加心臟輸出量，加重心臟負擔，易引起心肌肥厚、動脈粥樣硬化，容易誘發冠心病、心絞痛及腦血管疾病。所以，肥胖人群一定要減輕體重，防範高血脂發生。

宜 瞭解肥胖的原因

引起肥胖最常見的原因就是飲食因素，由於進食過多，或缺少運動，導致攝入的熱量超過消耗，就會轉化為脂肪而儲存在體內。而有些人吃得並不多，但也偏胖，這主要與機體的內分泌代謝紊亂有關，如甲狀腺和性腺功能低下等。另外，遺傳因素也是導致肥胖的原因之一，家族遺傳肥胖者更應注意預防高血脂。

肥胖者 宜/ 減少總熱量的攝入

減肥是肥胖型高血脂患者降低血脂的必經之路，不過，患者朋友們要知道肥胖是慢慢吃出來的，減肥也要慢慢地減下去，如果半個月減去 20 斤體重無異於割肉，不僅不利於降低血脂，還可能使身體先垮掉。建議肥胖者宜減少總熱量的攝入，每日攝取的總熱量應低於實際消耗的量，一般以每千克體重攝取 20~25 千卡為宜，做到循序漸進地降脂、減重。

肥胖者 宜/ 限制脂肪的攝入

肥胖高血脂患者堅持低脂飲食對於減輕體重、降低血脂都非常有幫助。肥胖型高血脂患者如果不限制脂肪，尤其是動物脂肪的攝取，還容易加重肥胖或引起血脂升高。肥胖者日常生活中應減少肥肉、油炸食品、奶油、全脂牛奶等高脂肪食物的攝入，限制脂肪的攝取必須從始至終堅持下去，不能為了滿足一時食慾而一次性攝入過多的脂肪。

肥胖者 宜/ 補充膳食纖維

膳食纖維不僅可以起到降低血脂、預防多種併發症、增加飽腹感的作用，還可以幫助肥胖高血脂患者減脂。膳食纖維主要存在於新鮮的蔬菜和粗糧中，因此患者的飲食宜遵循粗細搭配、葷素搭配的飲食原則。

肥胖者 宜/ 運動減肥

肥胖人群如果單純依靠節食減肥，體內的熱量消耗減少，減肥效果不會太理想。運動可以增加身體的消耗量，使消耗量大於補充量，可以達到消耗脂質的目的，還能增強體質，減少或預防其他併發症的發生。輕微而短暫的運動不能達到治療的目的，肥胖人群必須達到足夠的運動量並持之以恆才能起到較好的減肥、降脂效果。

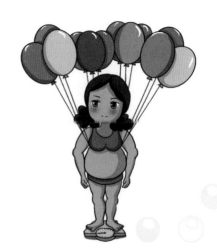

兒童高血脂 / 忌 濫用降脂藥物

兒童和青少年在進行藥物治療時，首先應考慮該藥物是否會影響其正常的生長發育。目前治療兒童和青少年高血脂的首選藥物為膽酸螯合劑，具有降脂作用明顯、副作用小、安全性高的特點。需要注意的是，這類藥物也不宜長時間服用，否則會引起脂肪、脂溶性維他命、葉酸吸收不良，影響兒童的生長發育。兒童在服用期間，應密切關注身高和體重的變化，並適當補充維他命 A 和維他命 D。

兒童降脂 / 忌 影響生長發育

兒童正處於生長發育的關鍵時期，各組織的發育需要充足的營養物質，如果一味地追求低脂飲食，導致兒童缺乏某種營養素，就可能使兒童出現生長發育停滯、佝僂病、維他命 B₁₂ 缺乏、低鈣血症等。因此，兒童在進行飲食治療時，應以降低血膽固醇水平、保持營養均衡為原則。並且兒童或青少年在進行飲食降脂治療時，宜做好營養監測，評估兒童身高、體重等發育情況。對於 2 歲以下的幼兒，不宜限制膽固醇和膳食脂肪的攝入。

兒童 / 忌 被動吸煙

我們知道長期吸煙容易誘發高血脂，事實上，被動吸煙也會引發血脂異常。調查發現，長期吸入二手煙的人群，其血清高密度脂蛋白膽固醇水平降低，血清總膽固醇水平升高。兒童更是被動吸煙的受害者，加上身體各功能尚未發育完全，煙霧中的有毒物質很容易危害兒童健康，尤其是已經出現血脂異常的兒童更要避免二手煙的傷害。如果家裡有兒童，家長最好戒煙，如果不得不吸時，最好外出吸避開兒童。

兒童 / 忌 多吃肥肉

兒童期是人體生長發育的關鍵時期，需要補充適當的蛋白質和脂肪，滿足身體的營養所需。有些家長，擔心孩子營養不足，於是鼓勵孩子攝入較多的肥肉；但如果攝入的熱量遠遠超過了身體所需的熱量，那多餘的熱量就會轉化為脂肪囤積在體內，容易造成體內膽固醇和甘油三酯的含量過高，引起血脂異常。並且動物脂肪中大多數是飽和脂肪酸，容易沉積在血管壁上，給兒童的心血管理下隱患。建議兒童每天攝入肉類不宜超過 100 克，並且宜選擇含脂肪低的瘦肉、雞、鴨、魚、蝦等肉類食用。

兒童／忌 多吃動物內臟

動物內臟中含有豐富的維他命 A、B 族維他命、維他命 D 及鐵、鋅等礦物質，對兒童的成長十分有益。兒童在長身體的時候容易缺鋅，鋅元素關係到兒童大腦的發育、新陳代謝、食慾等方面，而鋅主要存在於動物內臟中。同時動物內臟中含有大量的脂肪和膽固醇，攝入過多，容易導致血脂升高。所以，兒童食用動物內臟不宜過量，一般每週吃 1~2 次即可，每次食用量不宜超過 50 克。

兒童／忌 吃零食過多

零食是高脂肪、高能量、高膽固醇的食物，幾乎不含有對人體有益的維他命和礦物質。長期食用零食，容易導致糖類和脂肪攝入過多，引起機體代謝障礙。很多兒童都難以抵擋零食的誘惑，家長為了孩子的健康，不能任由孩子吃零食，可用健康的水果、堅果等食品來代替零食。高血脂患兒應儘量禁用甜點、冰淇淋、糖果、蜜餞等零食。

兒童／忌 常喝甜飲料

兒童總是對各種各樣的甜飲料毫無抵抗力，但常喝甜飲料會給健康帶來很多危害。首先，甜飲料容易引起兒童發胖，導致甘油三酯水平明顯升高，還可誘發糖尿病，對心血管健康危害極大。另外，經常飲用甜飲料，還可降低食慾，影響營養素的攝入，並且糖分還會增加蛀牙的危險。所以，家長應該限制兒童飲用甜飲料，包括梳打水、果汁、甜茶、可樂等。

孕婦／忌 忽視治療高血脂

有些人認為孕婦的血脂異常現象會在生育後隨著身體的恢復而逐漸恢復至正常，不必過於擔心。這樣的想法是非常危險的，因為血脂升高後，不僅僅代謝會有問題，還會影響孕婦的心、腦、腎、胎盤等重要器官的供血，會給孕婦和胎兒的健康造成影響，嚴重時孕婦還可發生腦栓塞、腎衰竭、心力衰竭。如果胎盤內血管發生栓塞、破裂，還可導致胎兒窒息或胎盤早剝。所以，孕婦患高血脂後切不可掉以輕心，一定要積極進行治療。

孕產婦 / 忌 服用降膽固醇藥物

膽固醇是胎兒成長發育必不可少的營養物質，如類固醇激素的合成、細胞膜的構成都離不開膽固醇。如果孕婦擅自服用降膽固醇的藥物，導致體內膽固醇含量過低，則必然會對胎兒的正常生長發育造成影響。另外，高血脂的哺乳媽媽也儘量不要服用降膽固醇藥物；因為藥物會通過乳汁作用於寶寶，而寶寶的生長同樣需要大量膽固醇的參與。

孕婦 / 忌 多吃高蛋白食物

蛋白質是保證的人體健康至關重要的營養。研究發現，孕期蛋白質供應不足，會導致孕婦的免疫力下降，胎兒生長緩慢，產後乳汁分泌稀少，產後身體恢復緩慢。但孕期蛋白質攝入也不能過多，否則會影響其他營養物質的攝入，還會導致血液中氮質增多，使血液中膽固醇含量增高。另外，蛋白質攝入過多，還會產生大量的硫化氫、組織胺等有害物質，易引起頭暈、腹脹、食慾減退、疲倦等症狀。一般情況下，孕婦每日攝入蛋白質的量應控制在 90~100 克。

孕婦 / 忌 過多攝入高脂肪食物

過多攝入高脂肪的食物會直接引起血液中膽固醇和甘油三酯含量升高，是造成孕婦高血脂的主要原因。高脂肪的食物還會增加催乳素的合成，易誘發乳腺癌，影響母嬰的健康。特別是孕婦在孕末期過多攝入高脂肪的食物，還會導致寶寶先天肥胖。一般情況下，孕婦每日脂肪的攝入量應控制在 30~50 克。

孕婦 / 忌 長期吃素

高血脂主要是由於體內膽固醇和甘油三酯過高，而這兩種物質大部分來源於飲食，堅持吃素的孕婦是否就能避免高血脂的煩惱呢？其實，並非如此，長期吃素，體內膽固醇和甘油三酯等物質相對不足，為了不影響人體

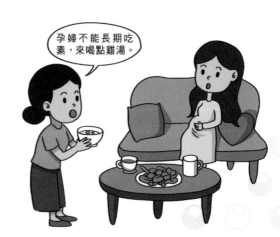

孕婦不能長期吃素，來喝點雞湯。

健康，機體會代償性增加內生性膽固醇的合成，也容易引起血脂升高。另外，長期吃素，體內缺乏某種營養物質，也不利於孕婦和胎兒健康。建議素食者在孕期宜適當攝入脂肪，均衡飲食。

更年期 ／忌 忽視預防骨質疏鬆

研究發現，高血脂會增加骨質疏鬆的風險。因為當血脂過高時，血液中脂肪過多，骨髓中也會不斷積聚脂肪，容易促使骨質流失。加上更年期女性體內的雌激素水平下降，骨組織合成、代謝功能下降，也容易引起骨質流失。建議更年期女性多吃高鈣食物、多參加戶外運動、多曬曬太陽以促進維他命 D 的合成，幫助預防骨質疏鬆。

更年期 ／忌 濫用藥物

更年期可以説是女性疾病多發的階段，其中一些疾病還可引起脂質代謝紊亂，包括糖尿病、膽石症、甲狀腺功能減退、腎病綜合症等。另外，長期應用利尿劑、降糖藥物、糖皮質激素、β - 受體阻滯劑和口服雌激素的避孕藥等藥物也可引起引起脂質代謝紊亂，從而誘發繼發性高脂血症。所以，更年期女性患病後應積極治療，服用藥物應遵循醫囑，不宜擅自服藥，將對血脂的危害降到最低。

更年期 ／忌 情緒波動過大

更年期一個顯著的特點就是情緒波動較大，女性朋友切不可認為情緒變化是正常的生理現象而放任自己的情緒。因為焦慮、壓力大、精神高度緊張、抑鬱等不良情緒，會通過生理機制影響肝臟的功能，導致肝臟疏泄能力下降，多餘的血脂無法及時排出體外，進而引起血脂異常。更年期女性宜多做一些自己感興趣的事情，如聽一首美妙的樂曲、開始一段未知的旅行或在書香中找尋精神之所，從而調節壞情緒。

青年高血脂患者 ／忌 吃快餐

隨著生活節奏的加快，快餐成為了非常便捷的選擇，而快餐的主力軍就是青年。快餐雖然味道鮮美，但其中含有大量的油脂、鹽分和各種調料，缺乏維他命和礦物質，不能滿足人體對營養的需求。並且快餐中含有的脂肪和鹽分，容易對心血管造成損害，

大大增加了患高血脂、高血壓、動脈粥樣硬化等心腦血管疾病的風險。青年人應少吃快餐，宜多吃新鮮、健康的食材，已經出現血脂異常或確診高血脂的人群建議戒掉快餐。

中青年 忌 忽視血脂檢查

血脂異常會對身體造成隱匿、逐漸、進行性、全身性和器質性的損害，中青年人群定期進行血脂檢查，可及時發現血脂異常，並糾正對身體的危害。我國《成人血脂異常防治指南》建議：20 歲以上成年人至少每 5 年測一次空腹血脂；缺血性心血管病及高血壓、糖尿病、肥胖等人群，則應每 3~6 個月測量一次血脂。

忌 忽視老年高血脂的治療

血脂高是引起老年人患心血管疾病的危險因素，即使相同的血膽固醇水平，老年人比青年人更易發生心腦血管疾病。老年人由於各器官功能的衰退，加上長期服用降脂藥物，身體會產生一定的耐藥性，服用降脂藥物後起效較慢。但老年人不能有「破罐破摔」的心理，即便是年齡大於 70 歲的老年人，只要積極地降低血脂，也能顯著降低心肌梗塞和腦中風發生的危險性。因此，老年高血脂患者更應加倍注意控制血脂，積極參與降脂治療。

老年人 忌 運動過量

對於老年高血脂患者而言，適量運動也是必不可少的。但老年人體質較差，心肺功能下降，如果運動過量，易出現噁心、頭暈、胸悶、血糖下降、心率過高，並且降脂的效果也不好。另外，老年人在劇烈運動時，體內會產生較多的腎上腺素、皮質醇等激素，這些激素積累到一定量時，會降低人體的免疫力，容易受到病菌、病毒的侵襲，引發感冒、肺炎或胃腸道感染性疾病。老年人適宜的有氧運動心率為 170- 年齡，運動時以不感覺疲勞為宜。

老年人 忌 嚴格控制飲食

飲食療法對於各個年齡段的高血脂患者而言，都是控制血脂的最基本措施。但由於老

年人胃腸功能減弱，消化、吸收能力下降，如果再嚴格控制脂肪、蛋白質的攝入，容易導致體內必需的營養物質減少，進而導致營養缺乏或影響正常的生理活動。另外，老年人易患習慣性便秘，宜適當食用幫助通便的食物，如香蕉、蜂蜜等，以便腸道及時代謝出多餘脂質。

老年人降脂 忌 一降到底

高血脂是引發心血管疾病的重要因素，應積極將血脂控制在正常水平。同時，老年人降脂不能一降到底，因為血脂對人體起著重要的作用，如果老年人血脂過低，還會對生理活動造成影響。研究發現，70 歲以上的老年人，當膽固醇水平低於 4.16mmol/L 時，其危險程度不亞於膽固醇高於 6.24mmol/L。一般來說，冠心病患者的血清中膽固醇水平應低於 4.68mmol/L，低密度脂蛋白應小於 2.6mmol/L；若無冠心病和動脈粥樣硬化，但存在冠心病危險因素，血清總膽固醇水平應低於 5.2mmol/L，低密度脂蛋白小於 3.12mmol/L；若無冠心病、動脈粥樣硬化，且不存在高血壓、糖尿病、吸煙、家族史等危險因素，總膽固醇水平可控制在 5.2~5.6mmol/L，低密度脂蛋白要小於 3.6mmol/L。

肥胖者 忌 過分節食

控制飲食是減重降脂必不可少的措施，但有些患者卻做過了頭，建議少吃的食物被拉進了餐桌黑名單，肉類幾乎從食譜中消失，雞蛋、牛奶也基本找不到蹤影，素菜、粗糧一統江湖。長此以往，身體所需的多種大多由動物性食物提供的營養物質就會缺乏，比如脂溶性維他命、鈣、鐵。所以，高血脂患者不要過分節食，均衡飲食，適當增加粗糧和膳食纖維的攝取量，是更為健康的減重方法。

肥胖者 忌 亂用減肥藥

市面上大多數的減肥藥都具有一定的副作用，肥胖者不宜擅自服用，以免對健康造成影響。並且減肥藥大多是由肝臟進行代謝或解毒，長期服用還會損害肝功能，導致肝臟分解脂肪的能力下降。對於過度肥胖的人群，應先堅持 3 個月的節制飲食、加強運動來減肥，如果減重不到10%，再考慮藥物減肥。服藥時，必須在醫生的指導下進行，不宜隨意購買市場上大肆宣傳的減肥藥品。

高血脂患者的 600^+ 個生活宜/忌

主編
李立祥

副主編
馮艷軍　李政

編輯
吳春暉

美術設計
Carol

排版
辛紅梅

出版者
萬里機構出版有限公司
香港鰂魚涌英皇道1065號東達中心1305室
電話：2564 7511
傳真：2565 5539
電郵：info@wanlibk.com
網址：http://www.wanlibk.com
　　　http://www.facebook.com/wanlibk

萬里機構

萬里 Facebook

發行者
香港聯合書刊物流有限公司
香港新界大埔汀麗路 36 號
中華商務印刷大廈 3 字樓
電話：2150 2100
傳真：2407 3062
電郵：info@suplogistics.com.hk

承印者
中華商務彩色印刷有限公司
香港新界大埔汀麗路 36 號

出版日期
二零一九年四月第一次印刷

版權所有 · 不准翻印
All rights reserved.
Copyright ©2019 Wan Li Book Company Limited.
Published in Hong Kong.
ISBN 978-962-14-7008-9

本中文繁體字版本經原出版者電子工業出版社授權出版並在香港、澳門地區
發行。